U0308971

中国临床案例

瑞金呼吸内科病例精解

主审　瞿介明

主编　时国朝　李庆云　周　敏

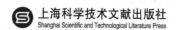

上海科学技术文献出版社
Shanghai Scientific and Technological Literature Press

图书在版编目（CIP）数据

瑞金呼吸内科病例精解 / 时国朝，李庆云，周敏主编 . —— 上海：上海科学技术文献出版社，2023
（中国临床案例）
ISBN 978-7-5439-8697-8

Ⅰ . ①瑞… Ⅱ . ①时… ②李… ③周… Ⅲ . ①呼吸系统疾病—病案—分析 Ⅳ . ① R56

中国版本图书馆 CIP 数据核字（2022）第 207902 号

策划编辑：张　树
责任编辑：应丽春
封面设计：李　楠

瑞金呼吸内科病例精解
RUIJIN HUXI NEIKE BINGLI JINGJIE
主　　编：时国朝　李庆云　周　敏
出版发行：上海科学技术文献出版社
地　　址：上海市长乐路 746 号
邮政编码：200040
经　　销：全国新华书店
印　　刷：朗翔印刷（天津）有限公司
开　　本：787mm × 1092mm　1/16
印　　张：13.25
版　　次：2023 年 1 月第 1 版　2023 年 1 月第 1 次印刷
书　　号：ISBN 978-7-5439-8697-8
定　　价：198.00 元
http://www.sstlp.com

《瑞金呼吸内科病例精解》

编委会

主 审

瞿介明

主 编

时国朝　李庆云　周　敏

副主编

高蓓莉　程齐俭　项　轶
汤　葳　戴然然　冯　耘

编 委

（按姓氏拼音排序）

包志瑶　陈　虹　陈永熙
程齐俭　戴然然　邸彩霞
丁永杰　杜　威　冯　耘
高蓓莉　郭现玲　李　宁
李君杰　李庆云　林莹妮
刘　崟　倪颖梦　时国朝
孙娴雯　汤　葳　王晓斐
项　轶　谢思敏　易华华
虞有超　张海琴　张慕晨
张秋蕊　赵婧雅　周　灵
周　敏　周剑平　朱海星

学术秘书

倪颖梦

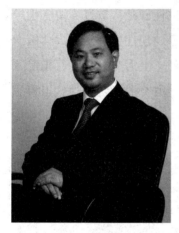

瞿介明，男，医学博士，呼吸内科主任医师，二级教授，博士和博士后研究生导师，上海市领军人才，现任上海交通大学医学院附属瑞金医院党委书记，原院长。

目前担任中华医学会呼吸病学分会主任委员、中国医师协会呼吸医师分会副会长、上海市医师协会呼吸内科医师分会会长、上海市医学会呼吸病学专科分会第十届主任委员、上海市医院协会副会长、上海市呼吸感染性疾病应急防控与诊治重点实验室主任、上海市呼吸病研究所常务副所长、上海交通大学医学院呼吸病研究所所长。

长期致力于呼吸系统疑难危重疾病的临床和基础研究工作。作为负责人承担国家自然科学基金项目7项，其中重点项目1项、科技部国家重点研发项目1项、科技部国家重点基础研究子课题2项等十余项课题。获上海市科技奖进步一等奖、国家教育部科技进步二等奖、上海市科技进步二等奖等科技成果奖共9次，在 the Lancet、BMJ、PNAS、AJRCCM、JCI、ERJ、Thorax、Cancer Res 等国际权威杂志作为第一和通讯作者发表SCI论文100余篇，IF 810分，总他引10 000余次。担任主编、副主编出版10部著作，包括英文版 COVID–19: THE ESSENTIALS OF PREVENTION AND TREATMENT 是 Elsevier 出版社在新型冠状病毒肺炎防治领域第一部由中国学者出版的专著。

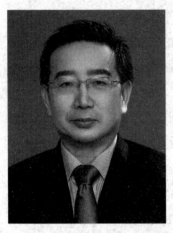

时国朝，医学博士，主任医师，教授，博士生导师，美国犹他大学访问学者。现任上海交通大学医学院附属瑞金医院呼吸科主任、上海交通大学医学院呼吸病研究所常务副所长、上海交通大学慢性气道疾病诊疗中心副主任。兼任中华医学会呼吸病学分会委员兼烟草病学组长，中国医师协会内科分会常务委员，中国医师协会呼吸内科分会委员，上海市医学会呼吸病学分会副主任委员，上海市医学会结核病学分会副主任委员等职务。担任中华结核和呼吸杂志执行编委、中华全科医师杂志编委、国际呼吸杂志常务编委等。

在 *BMJ*、*Am J Respir Crit Care Med*、*J Allergy Clin Immunol*、*Eur Respir J* 等高影响力杂志发表 SCI 论文 70 篇，主编或副主编《慢性阻塞性肺疾病健康宣教医护人指导手册》《支气管哮喘》《戒烟指导手册》《实用临床呼吸病病学》，参编十余本医学专著，参与多项有关慢性气管疾病、肺栓塞、新型冠状病毒肺炎等疾病的专家共识或指南的制定，2016 年获得首届上海优秀呼吸医师奖，2019 年"支气管哮喘的免疫机制研究和规范化管理"以第一负责人获上海市医学科技二等奖。

多年来从事呼吸系统疾病的基础和临床研究，对慢性气管疾病（哮喘和慢性阻塞性肺疾病）、肺血管疾病、烟草依赖等疾病进行了深入研究，积累了丰富的临床和科研经验，承担科技部重点研发计划、国家自然科学基金、上海市科委重点课题、上海市教委重点课题多项。

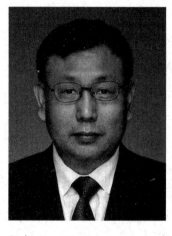

李庆云，主任医师，教授，博士生导师。现任上海交通大学医学院附属瑞金医院呼吸与危重症医学科副主任。兼任上海交通大学医学院呼吸病研究所副所长，中国医师协会睡眠医学专业委员会副主任委员，中华医学会呼吸分会睡眠学组副组长，中国睡眠研究会副理事长，中国老年医学学会睡眠学会副会长，中国医疗保健国际交流促进会睡眠医学分会副主任委员，上海康复医学会呼吸康复委员会副主任委员，上海医学会呼吸分会委员，上海医学会呼吸分会睡眠学组组长。

主持和参与完成科技部"十一五、十三五"及国家自然科学基金项目等多项课题。

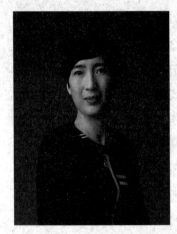

周敏，主任医师，教授，博士生导师。现任上海交通大学医学院附属瑞金医院呼吸与危重医学科副主任。兼任中华医学会呼吸病分会工作秘书、呼吸治疗学组副组长，中国医师协会呼吸分会慢阻肺委员会委员、政策委员会副主任委员，上海医学会呼吸病分会委员和慢阻肺学组副组长，上海女医师协会肺部肿瘤专业委员会副主任委员。

在国际顶级期刊 *LANCET* 等杂志发表论文 90 余篇，SCI 论著近 50 篇；主持科技部慢病重大专项 1 项，国家自然基金 3 项。获得中国医师协会呼吸分会优秀中青年医师奖、上海市科委优秀学科带头人。

曾于法国居里研究所博士后研究，主要从事慢性气管疾病、肺部感染及肺癌的临床研究。

呼吸系统疾病一直是最常见的疾病之一，近年来由于人口老龄化和新发呼吸道传染病的出现，呼吸系统疾病的患病率和死亡率持续增加，给个人和社会造成严重负担，暴发于2019年底的新型冠状病毒肺炎疫情更加凸显保障人民群众呼吸系统疾病的健康多么重要！

相较于其他系统疾病，呼吸系统疾病作为机体与外界直接相通的一个窗口，有其显著的特点：除了常见和多发外，呼吸系统疾病不仅本身复杂多变，更因为合并其他系统疾病，疑难危重症更多。令人可喜的是，呼吸系统疾病近年来的基础和临床研究进展显著，特别是有关病原微生物和肺癌的宏基因组测序技术、呼吸危重症监护技术和呼吸介入技术，为呼吸系统疾病的诊疗提供了有力的武器。

但即使到今天，我们拥有众多的检查和治疗手段，临床诊疗思维仍然非常重要！甚至比以前更加重要。只有好的临床思维，我们才能做到精准地应用各项诊疗手段，而不是广种薄收，既浪费医疗资源，也给患者和社会增加负担，甚至延误病情。

正是基于上述目的，上海交通大学医学院附属瑞金医院呼吸与危重症医学科的临床一线医师们根据临床实践，编辑出版了《瑞金呼吸内科病例精解》，总结不同呼吸系统疾病的诊疗经验和教训。该书籍的出版将有助于开拓广大临床医师的诊疗思维，更好地为人民健康服务。

上海交通大学医学院附属瑞金医院党委书记
中华医学会呼吸病学分会主任委员

前　言

　　《瑞金呼吸内科病例精解》由上海科学技术文献出版社出版，该书集结了近几年上海交通大学医学院附属瑞金医院呼吸与危重症医学科的疑难危重症病例。包括呼吸感染、间质性肺病、难治性哮喘、肺血管疾病、睡眠呼吸障碍、肺癌、淋巴瘤等，这些病例看似常见，但他们常常合并其他疾病，造成诊治的困难，如阻塞性睡眠呼吸暂停合并扩张性心肌病、难治性哮喘合并播散性诺卡菌病；还有一些少见、罕见疾病，临床医师经验缺乏，有些病例更是涉及多系统疾病，单一科室常常难以诊断，需要多学科联合诊治，如 Perry 综合征、原发性纤毛不动综合征伴耳聋及早期精神分裂症；还有一些病例涉及诊疗新技术的应用（如病原微生物宏基因组测序、免疫治疗、呼吸介入、肺康复），如晚期肺恶性肿瘤行免疫治疗后多器官不良反应、肺移植患者全程康复等。

　　该书的重点在于总结。当我们再次遇到类似的病例，我们应该采取的临床诊疗思维，而不仅仅靠各种检查手段；同时由于很多疾病涉及多系统侵犯，强调了多学科协作（MDT）的重要性。本书的每一个病例，均由当初具体负责经治的一线医师提供，他们将自己当初诊治该病例的心路历程尽可能详尽地呈现出来；同时，我们也邀请上级医师对该病例的诊治过程做精彩点评，指出该病例的诊治经验和教训。希望该书对读者在今后的临床实践中有所裨益。最后，衷心感谢上海交通大学医学院附属瑞金医院党委书记、中华医学会呼吸病学分会主任委员瞿介明教授为本书作序。

编　者

2022 年 7 月

目 录

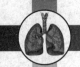

病例1　抗合成酶相关间质性肺病

一、病历摘要

（一）病史简介

患者女性，60 岁，因"偶然发现肺部阴影 1 周余，胸闷气促 3 天"于 2020 年 9 月 1 日入院。

患者 2020 年 8 月 22 日因"腰背部疼痛"于舟山市某医院完善胸 / 腰椎 CT，提示 T_{11} 椎体陈旧性压缩性改变，附见双肺多发感染可能。进一步完善胸部 CT，可见双肺胸膜下多发斑片状磨玻璃影（病例 1 图 1），当时考虑感染性病变，无咳嗽、咳痰、发热等症状。2020 年 8 月 24 日至瑞金医院舟山分院呼吸科治疗，感染和自身免疫指标均无异常，予莫西沙星抗感染治疗后，患者出现心悸症状，随后停药。

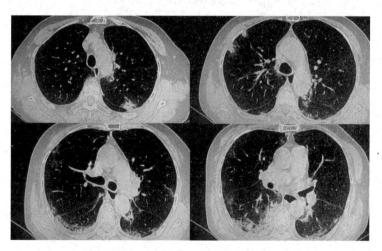

病例1图1　2020年8月22日患者胸部CT

2020 年 8 月 26 日出现发热，体温最高 39℃，伴寒战、咳嗽、咳痰，痰中带血。于 2020 年 8 月 28 日完善气管镜检查，留取肺泡灌洗液外送高通量二代测序（NGS），提示近平滑念珠菌感染，遂予美罗培南 1.0g 1 次 /8 小时＋伏立康唑 0.2g 1 次 /12 小时抗感染，但患者体温仍反复。

2020 年 8 月 29 日患者出现明显胸闷气促，且指脉氧进行性下降。2020 年 8 月 31 日患者于鼻导管吸氧 5L/min 下血氧饱和度低于 90%，予双相气管正压（BiPAP）辅助通气并加用甲强龙 40mg 1 次 /12 小时抗炎，遂至我院就诊。胸部 CT 平扫示双肺渗出，两侧少量胸腔积液，纵隔内及右肺门多发淋巴结肿大；心包少量积液（病例 1 图 2）。现为进一步诊治急诊拟"重症肺炎"收治入院。

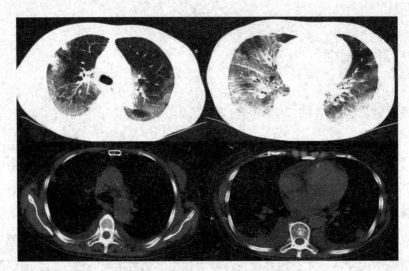

病例1图2　2020年8月31日患者胸部CT

追问病史，患者近 3 个月来有霉变纺织品接触史。

自发病以来，患者神清，精神尚可，二便无殊，体重无明显变化。

30 年前曾有"风湿热"病史。否认高血压、糖尿病、慢性阻塞性肺疾病等慢性病病史；诉平时"白细胞低"，5 年前曾行骨髓穿刺，未示异常。4 ~ 5 年前曾因运动跌倒致 T_{11} 椎体压缩性骨折。有青霉素类药物、头孢类药物、大环内酯类药物过敏史。

患者一姐曾患"Goodpasture 综合征"，并因此去世，另有一姐有"变应性血管炎"病史，目前服用沙利度胺控制。否认疫水、疫区接触史，否认烟酒嗜好，否认冶游史。

（二）体格检查

体温 36.9℃，脉搏 107 次 / 分，呼吸 31 次 / 分，血压 130/69mmHg，血氧饱和度 97%（BiPAP 辅助通气，IPAP 14cm，EPAP 4cm，氧浓度 60%）。神清，双肺呼吸音略粗，可闻及双肺 Velcro 啰音。心律不齐，监护仪可见多发房性期前收缩，未及杂音。腹平软，无压痛、反跳痛。双手示指桡侧可见皮肤粗糙，四肢肌力可，双下肢无水肿。

（三）辅助检查

血常规：C 反应蛋白 35mg/L ↑，白细胞计数 15.63×10^9/L ↑，中性粒细胞 % 89.2% ↑，血红蛋白 107g/L ↓，血小板计数 231×10^9/L。

血生化：白蛋白 26g/L ↓，乳酸脱氢酶 349U/L ↑，B 型钠尿肽原 2230.0pg/ml ↑，余丙氨酸氨基转移酶、门冬氨酸氨基转移酶、肌酐、肌酸激酶、肌酸激酶同工酶、肌红蛋白、超敏肌钙蛋白均正常。

DIC：D- 二聚体 0.59mg/L ↑，纤维蛋白原 4.1g/L ↑，余正常。

血气分析：（吸入氧浓度 60%）酸碱度 7.47，氧分压 73mmHg ↓，剩余碱 4.3mmol/L ↑。

尿 / 便常规：正常。

心电图：窦性心动过缓，低电压。

二、诊治过程

结合患者上述现病史、体征和实验室检查，首先考虑患者为自身免疫相关或真菌感染相关的重症肺炎，伴有 I 型呼吸衰竭和低蛋白血症，遂给予病重，绝对卧床，BiPAP 辅助通气，美罗培南 1.0g 1 次 /8 小时＋卡泊芬净 50mg 1 次 / 日抗感染治疗，甲强龙 0.5g 1 次 / 日抗炎，辅以保肝、护胃、化痰、平喘等对症治疗。

同时入院后进一步完善相关检查，免疫指标示免疫球蛋白、抗链球菌溶血素 O、类风湿因子、ANCA、anti-GBM 均正常，CD3 272 个 /ul ↓，CD4 126 个 /ul ↓，CD8 136 个 /ul ↓；感染相关指标示 RSV IgM 阳性，痰培养霍氏肠杆菌阳性，余乳胶凝集试验、降钙素原、G 实验、CMV IgM 和 DNA、内毒素试验、呼吸道九联检、呼吸道病毒 15 联检（咽拭子）、T-SPOT 均正常。肿瘤标志物示：神经元特异性烯醇化酶 27ng/ml ↑，CYFRA211 11.02ng/ml ↑，CEA、CA125 均正常，痰脱落细胞阴性。自身抗体显示抗核抗体（IFA）阳性（+），主要核型胞质颗粒型，主要核型强度 1 ：80；抗 SSA 抗体（印迹法）阳性（+）；抗 Ro-52 抗体（印迹法）阳性（++）；抗 Jo-1 抗体（印迹法）阳性（++）；抗着丝点蛋白 B 抗体（印迹法）弱阳性（±）；抗心磷脂 IgM 抗体（ELISA）28.2MPL ↑，外送肌炎抗体示 Jo-1 IgG+++；Ro-52 IgG+++。心脏超声示轻度二尖瓣关闭不全；轻度三尖瓣关闭不全，肺动脉高压可能。

结合患者入院后辅助检查，其肌炎特异性抗体 Jo-1 和肌炎相关抗体 Ro-52 阳

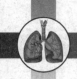

性，以发热、咳嗽、呼吸困难为主要表现，伴有特征性体征技工手（双手示指桡侧皮肤粗糙），胸部 CT 示双下肺、胸膜下毛玻璃样影及网格结节样改变、双下肺小叶间隔增厚等间质性肺炎表现，且广谱抗感染治疗疗效欠佳，符合抗合成酶综合征的临床表现和诊断标准，因此更正诊断为：①抗合成酶抗体综合征（ASS）；②重症肺炎（抗合成酶抗体综合征相关间质性肺炎）；③Ⅰ型呼吸衰竭；④低蛋白血症。遂调整治疗方案为：①甲强龙 500mg 1 次 / 日 ×3 日→80mg 1 次 /8 小时 ×3 日→40mg 1 次 /8 小时 ×3 日→40mg 1 次 /12 小时 ×3 日→40mg 1 次 / 日＋甲泼尼龙 8mg 1 次 / 日口服 ×12 日→甲泼尼龙 40mg 1 次 / 日口服；②环磷酰胺 0.8g×2 次（2020 年 9 月 3 日，2020 年 9 月 24 日）；③静脉注射人免疫球蛋白 20g 1 次 / 日 ×5 日；④抗感染：美罗培南＋卡泊芬净 ×15 日→伏立康唑＋左氧氟沙星 ×10 日→泊沙康唑；⑤其他支持治疗：奥美拉唑肠溶胶囊护胃，骨化三醇胶丸预防骨质疏松，曲美他嗪营养心肌。

治疗后患者胸闷气促、咳嗽等症状明显好转，体温恢复正常。双肺 Velcro 啰音逐渐减弱，至 2020 年 9 月 12 日查房时已无明显啰音。同时患者于 2020 年 9 月 1 日和 2020 年 9 月 11 日分别行床旁 X 线胸片检查（病例 1 图 3）。相比 2020 年 9 月 1 日胸片，2020 年 9 月 11 日胸片显示双肺渗出影较前明显吸收。

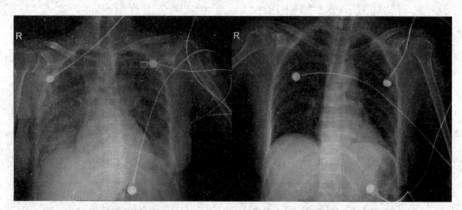

病例1图3　患者2020年9月1日和2020年9月11日X线胸片检查

此外，患者分别于 2020 年 8 月 31 日和 2020 年 9 月 14 日行胸部 CT 平扫（病例 1 图 4），结果显示 2020 年 9 月 14 日两肺散在斑片、条索影，较 2020 年 8 月 31 日磨玻璃影及斑片影明显吸收。

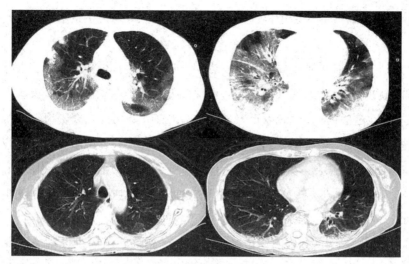

病例1图4　2020年8月31日（上图）和2020年9月14日（下图）胸部CT比较

鉴于患者病情明显好转，遂于 2020 年 9 月 25 日出院并继续门诊随访。

三、病例讨论

1. 对于类似该患者的双肺弥漫性病变，如何进行诊断和鉴别诊断？

该患者为老年女性，有风湿热病史和血管炎家族史，急性起病，以发热、胸闷、气促为主要临床表现，查体示双肺 Velcro 啰音，心律不齐，双手示指桡侧可见皮肤粗糙（技工手可疑），胸部 CT 平扫示两肺胸膜下为主斑片及磨玻璃影，且进展迅速，外院感染及自身免疫指标正常，肺泡灌洗液 NGS 提示近平滑念珠菌感染，但抗感染治疗疗效不佳。

对于这类患者，首先需要鉴别感染性疾病和非感染性疾病。感染性疾病需要考虑是否存在真菌、病毒、细菌感染，且在当前新型冠状病毒肺炎疫情流行的背景下还需鉴别新型冠状病毒肺炎。真菌性肺炎需鉴别肺念珠菌病，该疾病可源于误吸或经血行播散，临床表现为持续发热，随病情进展咳嗽咳痰增加，白色黏液痰，偶带血丝，胸部影像学可见支气管肺炎改变或片状融合，可有空洞形成，该患者存在真菌接触史，痰中带血，肺泡灌洗液 NGS 示平滑念珠菌阳性，但伏立康唑治疗后病情反复，故患者的主要矛盾并非肺部真菌感染。

细菌性肺炎则大多急性起病，胸部症状为咳嗽伴有咳痰、呼吸困难，全身症状可有发热、寒战，C 反应蛋白和降钙素原（PCT）可明显升高，胸部影像学可见新的或进展性的肺泡浸润和实变，该患者临床症状符合，但胸部 CT 以双肺弥漫磨玻

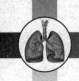

璃影为主要表现，并非典型细菌性肺炎的表现，且积极地抗生素治疗无效，故暂不考虑。

新型冠状病毒肺炎则主要表现为发热、干咳、乏力，少数患者伴有上呼吸道症状、肌痛和腹泻，重症患者多在 1 周后出现呼吸困难和低氧血症，严重者出现急性呼吸窘迫综合征 / 多器官功能障碍综合征（ARDS/MODS），胸部影像学以磨玻璃影或实变为主要表现，可有网格和索条影，但相对较轻，蜂窝或牵张性支气管扩张等肺结构破坏征象不明显，该患者胸部影像学以磨玻璃影为主要表现，临床上急性起病，咳嗽、呼吸困难明显，符合新型冠状病毒肺炎的临床表现，但患者无明确流行病学病史，且核酸及抗体检测阴性，故不考虑此诊断。

在与感染性疾病相鉴别时，抗感染治疗后的短期疗效协助鉴别的关键因素之一。若高度怀疑感染性疾病而抗感染治疗无效时则需考虑宿主和治疗因素对疗效的影响。该患者存在风湿热、白细胞低等既往病史，入院后查 T 细胞功能示 CD3、CD4、CD8 阳性细胞数量下降，提示宿主免疫功能异常，但不能完全解释患者对抗感染治疗完全无效且病情迅速进展。

因此，鉴于患者影像学表现以胸膜下斑片影及磨玻璃影为主，且存在血管炎家族史，肺部病变进展迅速，查体存在技工手可能，故需高度怀疑非感染性疾病，如特发性间质性肺炎、过敏性肺炎、血管炎、结节病、结缔组织疾病相关间质性肺疾病（interstitial lung disease，ILD）、弥漫性肺泡出血等，因此我们完善了自身免疫病和感染相关检查，并发现肌炎特征性抗体抗 Jo-1 抗体阳性，结合患者间质性肺炎和技工手表现，符合 Connors 于 2010 年以及 Solomon 于 2011 年提出的抗合成酶综合征（anti-synthetase syndrome，ASS）诊断标准[1, 2]，因此最终诊断为 ASS。

2. 如何诊断抗合成酶抗体综合征（ASS）？

ASS 是一组以抗氨酰 tRNA 合成酶抗体阳性为特征的炎性肌病临床亚型，相较于其他炎性肌病，ASS 更易合并 ILD，且 70% 的 ASS 患者 ILD 先于肌炎出现[3]，易漏诊 / 误诊。其常见临床表现包括肌炎、雷诺现象、技工手、间质性肺炎、关节炎、发热等。该患者以肺部间质性肺炎为首发表现，同时伴有技工手，但初次查体易被忽视，且免疫相关指标在起病初并未发现异常，故极易漏诊。

类似该病例的 ASS 相关 ILD（ASS associated interstitial disease，ASS-ILD）年发生率约为 0.6/10 万，男女比例约为 1：2，以中老年女性多见，临床表现以呼吸道症状、技工手、关节炎常见，患者从出现症状至确诊平均时长约 1 年，提示该病早期诊断仍是突出问题，而该病例由于病情发展迅速，且及时再次进行免疫相关指标检测，故能相对早期明确诊断并及时治疗[4]。

抗合成酶抗体的靶点是氨酰 tRNA 合成酶，它是促进氨基酸与特定 tRNA 结合参与蛋白质合成的细胞蛋白质家族，其中临床以抗组氨酰 tRNA 合成酶（Jo-1）抗体（60%～80%）最常见，其他还包括抗 PL-7 抗体（10%～15%）、抗 PL-12 抗体（5%～15%）、抗 EJ 抗体、抗 OJ 抗体（5%）、抗 KS 抗体、抗 Zo 抗体等。抗合成酶抗体不同，患者临床表现往往不同，疾病严重程度和预后也不同。此类患者同时可合并其他抗体阳性，尤其是抗 Ro52 阳性最常见。该患者为最常见的 Jo-1 抗体阳性，同时合并 Ro52 阳性，是较为典型的 ASS。

既往研究显示，ASS 尤其是伴有肺部受累的患者，其发病机制可能与吸入抗原如真菌、病毒、粉尘、烟雾等后激活免疫系统有关，在该病例中患者曾有霉变纺织品接触史，同时入院后检查提示近期曾有呼吸道合胞病毒感染，可能为该患者发病的诱发因素；同时，患者存在血管炎家族史，亦为患者发病的危险因素。

目前 ASS 无明确公认的诊断标准，但 Connors 于 2010 年以及 Solomon 于 2011 年分别提出了 ASS 的分类标准，其基本内容均为抗合成酶抗体阳性基础上合并相关临床表现如肌炎、间质性肺病、关节炎、雷诺现象、技工手、发热等，该患者存在抗合成酶抗体阳性，同时伴有间质性肺病、发热、技工手等表现，故符合 ASS 的诊断标准。

3. ASS-ILD 的主要类型和治疗方法有哪些?

ASS 肺部累及以非特异性间质性肺炎（nonspecific interstitial pneumonia，NSIP）、机化性肺炎（organized pneumonia，OP）最为常见，可占所有 ASS 患者的 78%～100%，部分患者可出现普通型间质性肺炎（usual interstitial pneumonia，UIP）和弥漫性肺泡损伤（diffuse alveolar damage，DAD）表现。该患者起病时胸部影像学类似 OP 表现，但在后续演变中则向 NSIP 乃至 DAD 发展，尽管 UIP 表现不太常见，但随着 ILD 持续时间的延长，此类患者也可能出现蜂窝肺样表现，因此早期诊断和治疗十分重要。

对于 ASS-ILD 的治疗包括几个方面：①需要有充分的支持治疗，包括呼吸支持、肺康复、预防肺部感染等；②抗感染治疗也是治疗中必不可少的一部分。在抗感染治疗中，糖皮质激素仍处于核心地位。初始治疗可采用泼尼松 1mg/（kg·d），1 个月后若症状、影像学检查和肺功能结果均表明患者病情已改善，可逐渐减量至 40mg/d，再应用 2 个月后逐渐减量，采用 5～10mg/d 剂量维持。若病情稳定，1 年后可考虑停用。若患者存在急进性间质性肺炎而出现呼吸衰竭者，则初始时可采用

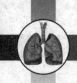
甲泼尼龙 250 ~ 1000mg/d，连续使用 3 ~ 5 日进行冲击治疗。除了糖皮质激素，环磷酰胺、硫唑嘌呤、麦考酚酸酯、甲氨蝶呤、他克莫司和环孢素等免疫抑制药物常与其联用以提高疗效，减少激素用量，对于难治性病例或严重病例，免疫球蛋白亦可考虑。此外，对于多种药物治疗无效的病例，利妥昔单抗、血浆置换、肺移植等亦为备选治疗方案 [4-6]。该病例 ILD 疾病进展迅速并出现明显呼吸衰竭，故采用甲泼尼龙冲击治疗联合免疫球蛋白和环磷酰胺治疗，最终疗效较好，进一步验证了诊断的正确性，也显示了早期诊断早期治疗的必要性。

4. ASS 患者的预后如何？如何进行随访和评估？

既往研究显示经过积极治疗，超过 80% 的患者病情能够得到改善，对于抗 Jo-1 抗体阳性 ASS 患者，其 5 年生存率为 90%，10 年生存率为 70%，抗 Jo-1 抗体阴性 ASS 患者 5 年生存率 75%，10 年生存率 47%，以肌炎为主要表现者，约 17% 的患者会出现疾病复发 [7]。该病例抗 Jo-1 抗体阳性，是预后相对良好的 ASS 类型，但由于部分患者仍可能出现复发，故仍需定期监测随访，评估疗效。一般而言，对于 ASS-ILD 患者，每 4 ~ 8 周需要进行 1 次评估，评估内容包括症状、影像学和肺功能等。该患者入院期间症状和影像学均明显改善，肺功能由于呼吸衰竭无法完成，但通过血氧饱和度的监测间接提示其肺功能明显改善，而在后续门诊随访中也可以通过肺功能检查相对客观地评估患者肺功能改善的情况。

四、病例点评

ASS 是以氨基酰 tRNA 合成酶为靶抗原的抗合成酶抗体阳性为特征的一种多发性肌炎 / 皮肌炎（PM/DM）的特定临床表型，其诊断标准包括：血清抗合成酶抗体阳性，并至少具有一项如下临床表现：雷诺现象、关节炎、ILD、发热（未找到其他导致发热的病因）、技工手（手皮肤增厚、皲裂，尤其是手指尖的皮肤）。ASS 患者有较高的 ILD 发生率，且 ILD 是导致这些患者发病和死亡的主要原因。相较于其他炎性肌病，ASS 更容易合并 ILD，很多患者以 ILD 为首发表现，容易被漏诊误诊。有研究显示 ASS-ILD 从患者出现症状到确诊平均时长约 1 年，提示该病早期诊断仍是突出问题。

以本例患者为例，刚开始 ASS 容易被误诊为肺部感染，尤其是非典型致病菌或者病毒感染。经过肺泡灌洗液检查发现念珠菌感染但抗真菌治疗效果不佳时，考虑到可能存在间质性肺炎可能。本例患者进展迅速，但我们团队明确诊断较早，早期使用了激素和免疫抑制药物，预后较好。如果诊断较晚，可能会使用有创呼吸机或者体外膜肺氧合（ECMO）进行呼吸支持治疗。

ASS 在诊断方面还是有迹可循的，比如影像学方面，ASS-ILD 患者 HRCT 表现在以外周为主，支气管血管束周分布为主或者随机分布，肺间质疾病的影像学类型以 NSIP 为主，其次是 NSIP-OP。NSIP-OP 是一种混合型 ILD 变类型，即在 NSIP 背景上出现典型的 OP，NSIP-OP 的影像表现在其他 ILD 中相对少见。抗感染效果不佳时应考虑本疾病的存在，检查皮肌炎相关抗体并全面检查排除少见病原菌例如肺孢子菌感染及病毒感染可能。

治疗方面有待进一步研究，糖皮质激素一般情况下使用 1 ~ 2mg/kg，重症患者是否可使用大剂量激素尚无明确的依据。治疗同时可考虑加用环磷酰胺、硫唑嘌呤、麦考酚酸酯、甲氨蝶呤、他克莫司或者环孢素等免疫抑制药物，与激素联用以提高疗效，减少激素用量，对于难治性病例或严重病例，可使用免疫球蛋白。

（病例提供者：杜　威）

（点评专家：冯　耘）

参考文献

[1]Connors GR，Christopher-Stine L，Oddis CV，et al.Interstitial lung disease associated with the idiopathic inflammatory myopathies：what progress has been made in the past 35 years？[J].Chest，2010，138（6）：1464-1474.

[2]Solomon J，Swigris JJ，Brown KK.Doença pulmonar intersticial relacionada a miosite e a s í ndrome antissintetase[J].J Bras Pne μ mol，2011，37（1）：100-109.

[3]Tillie-Leblond I，Wislez M，Valeyre D，et al.Interstitial lung disease and anti-Jo-1 antibodies：difference between acute and gradual onset[J].Thorax，2008，63（1）：53-59.

[4]Opinc AH，Makowska JS.Antisynthetase syndrome-much more than just a myopathy[J].Semin Arthritis Rheum，2021，51（1）：72-83.

[5]Gasparotto M，Gatto M，Saccon F，et al.Pulmonary involvement in antisynthetase syndrome[J].Current opinion in rheumatology，2019，31（6）：603-610.

[6]Marco JL，Collins BF.Clinical manifestations and treatment of antisynthetase

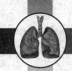 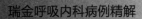
syndrome[J].Best Pract Res Clin Rheumatol，2020，34（4）：101503.

[7]Aggarwal R，Cassidy E，Fertig N，et al.Patients with non-Jo-1 anti-tRNA-synthetase autoantibodies have worse survival than Jo-1 positive patients[J].Annals of the rheumatic diseases，2014，73（1）：227-232.

病例2　新型冠状病毒肺炎合并乙型流感病毒感染

一、病历摘要

（一）病史简介

患者男性，25 岁，于 2020 年 1 月 27 日因 "发热伴咳嗽 5 天" 入院。

患者于 2020 年 1 月 22 日无明显诱因下出现高热，伴有咳嗽、咳痰，稍有畏寒，体温最高 39℃，无胸闷胸痛、恶心呕吐、腹泻、尿频、尿急、尿痛等不适。我院急诊就诊，甲型流感、乙型流感均为阴性，白细胞计数及 C 反应蛋白正常，中性粒细胞 % 78.1%，予以对症治疗。2020 年 1 月 25 日患者症状无缓解，热峰未下降，伴咳嗽加重，再次至我院急诊内科就诊，复查血常规、C 反应蛋白未见明显异常，乙型流感阳性，予以奥司他韦抗病毒治疗后热峰未下降，进一步完善胸部 CT 示两肺多发斑片影。患者无武汉疫区游历及武汉疫区相关人员接触史，家中无聚集性发热。现为进一步诊治，急诊以 "社区获得性肺炎" 收治入院。

发病以来，患者神清，精神可，饮食睡眠可，大小便正常，体重未见明显变化。

患者既往体健，否认心肺慢性疾病史，否认吸烟史。

（二）体格检查

体温 38.5℃，脉搏 108 次 / 分，血压 148/89mmHg，BMI 33.81。神情，精神可，指脉氧 94% ~ 95%（吸空气下），双侧咽部稍充血，双肺呼吸音清，未及明显干湿啰音。腹软，无压痛、反跳痛，双下肢无水肿。神经系统查体阴性。

（三）辅助检查

血常规：白细胞计数 4.44×10^9/L，中性粒细胞 % 70.6% ↑，中性粒细胞计数 3.13×10^9/L，淋巴细胞 % 24.7%，淋巴细胞计数 1.10×10^9/L，血红蛋白 141g/L，血小板计数 128×10^9/L（2020 年 1 月 27 日）。

C-反应蛋白：5.4mg/L。

肝肾功能：丙氨酸氨基转移酶 45U/L，天门冬氨酸氨基转移酶 79U/L↑，碱性磷酸酶 50U/L，γ-谷氨酰转移酶 50U/L，肌酐 81mmol/L。

心肌蛋白：乳酸脱氢酶 273U/L↑，肌酸激酶 1511U/L↑，肌酸磷化酶-同工酶 5.3ng/ml↑，肌红蛋白 311.6ng/ml↑，肌钙蛋白 I 0.01ng/ml。

DIC：活化部分凝血活酶时间 42.9 秒↑，凝血酶原时间 13.9 秒，D-二聚体定量 0.31mg/L。

咽拭：乙型流感病毒 阳性（+）。

呼吸道 15 联：阴性。

胸部 CT：两肺多发斑片影（病例 2 图 1）。

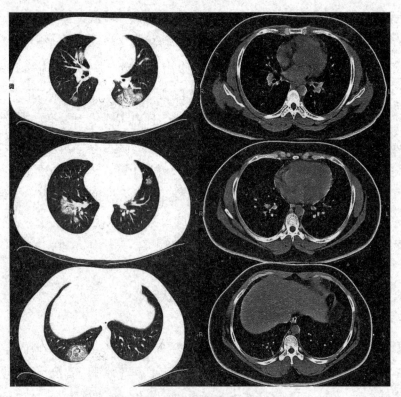

病例2图1　患者入院时胸部CT表现

二、诊治过程

患者入院后查鼻咽拭新型冠状病毒核酸阳性，结合患者病史、体征及影像学特点，确诊为新型冠状病毒肺炎（普通型）合并乙型流感病毒感染。予以克力芝

（洛匹那韦利托那韦片）、阿比多尔、莲花清瘟抗病毒，莫西沙星抗感染及退热、保肝等对症支持治疗。治疗过程中，患者仍有间断高热，活动后稍有气促，伴肌肉酸痛，血气分析（吸氧 5L/min）提示酸碱度 7.42，氧分压 11.34kPa（氧合指数 236），二氧化碳分压 4.81kPa，肺泡动脉氧分压差 3.46kPa。生化指标提示肌酸激酶 1511U/L，肌红蛋白 311.6ng/ml，且呈进行性上升趋势，尿常规提示蛋白（++），考虑合并横纹肌溶解及早期肾损害可能。后患者转入定点医院继续治疗。

三、病例讨论

1. 新型冠状病毒肺炎合并流感病毒感染的临床特征　本例患者为新型冠状病毒肺炎合并乙型流感病毒感染，起病时以高热伴咳嗽、少许咳痰为主要表现，病程中逐渐出现活动后胸闷气促，伴肌痛。实验室检查提示，白细胞计数、淋巴计数均在正常范围，中性粒细胞比例轻度升高，随着病情进展，出现肌酸激酶、肌红蛋白进行性升高等横纹肌溶解表现。胸部 CT 见两肺多发磨玻璃渗出，部分实变，局部出现血管扩张表现，以肺外带为甚，为典型新型冠状病毒肺炎影像学表现。由于新型冠状病毒肺炎与流感病毒在流行季节、传播方式、临床表现及影像学表现上存在一定相似性，在临床上两者的鉴别往往较为困难，既往文献也报道了少数新型冠状病毒肺炎合并流感病毒感染的病例。武汉一项临床研究显示在 115 名新型冠状病毒肺炎患者中有 5 名合并流感病毒感染，所有合并感染的患者均出现发热、咳嗽、呼吸困难，其他常见症状包括鼻塞、咽痛、肌痛、乏力、头痛及咳痰；实验室检查可见淋巴细胞计数降低，谷丙转氨酶及谷草转氨酶升高，炎症指标 C 反应蛋白升高[1]。病例报道中显示，合并感染患者胸部 CT 表现多为两肺多发、以肺外带为主的磨玻璃影或浸润影，与单纯新型冠状病毒肺炎患者相比并无特异改变[1, 2]。

2. 新型冠状病毒肺炎合并流感病毒感染的预后　新型冠状病毒及流感病毒感染后均可能导致机体免疫过度激活而诱导细胞因子风暴，引起急性呼吸窘迫综合征、肝衰竭、肾衰竭、心肌损伤等多器官功能损伤，两者合并感染是否会进一步促进细胞因子风暴而加重脏器损伤目前尚不明确。但就目前有限的病例报道显示，与单纯新型冠状病毒肺炎相比，新型冠状病毒肺炎合并流感病毒感染并没有显著增加并发症的发生及预后的恶化[1]。本例患者在广谱抗病毒、抗感染治疗后病情进行性加重，出现呼吸困难、横纹肌溶解表现，最终出现多器官功能衰竭后死亡。既往文献报道肥胖是重症新型冠状病毒肺炎、入住 ICU、延长住院时间的独立危险因素[3]，该患者合并肥胖，BMI 33.81，在这样的基础上合并新型冠状病毒及流感病毒双重

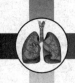

病毒感染是否会进一步促进细胞因子风暴而导致最终多器官功能衰竭仍值得进一步探讨。

四、病例点评

呼吸道病毒在社区获得性肺炎（CAP）中起着重要作用，在免疫功能正常成人中 CAP 检测到病毒的比例达 15.0% ~ 34.9%。呼吸道病毒可以是 CAP 的直接病原体，也可以使患者易于继发其他细菌、真菌等感染，均不乏重症病例。呼吸道病毒诊断与疾病的流行季节和疫区旅居史密切相关。本例患者起病在冬季，为流感病毒高发的季节，因此初诊时接诊医生非常重视流感病毒的筛查，在一次阴性结果后由于症状无明显改善又着重排查了一次，并检出了乙型流感病毒的核酸序列，并开始调整为目标性抗感染治疗。

2020 年的春季又恰逢新型冠状病毒肆虐，在患者目标性抗感染治疗后症状仍进行性加重的时候，我们即刻反复问诊并安排了相应的检查以助鉴别诊断。首先从流行病学史着手，患者虽然没有直接去疫区旅居，但回忆出在发病前曾参加同学聚餐，其中有一个同学在聚会前不久刚从安徽旅游回沪并去健身房健身，而这个健身房里有新型冠状病毒肺炎确诊病例。因此对于流行病学史需要反复多次询问，抓住可能被忽视的各项细节。这在现阶段新型冠状病毒肺炎排查中也是工作人员非常重视的一点，对于确诊病例的密切接触者都有严密的隔离追踪。接着从影像学出发，当时我们已认识到胸片对新型冠状病毒肺炎诊断的帮助不大，即刻对患者安排了胸部 CT 检查，结果显示两肺多发斑片影。病毒性肺炎多累及肺间质，伴肺泡壁水肿，小叶间隔增厚，各种病毒性肺炎的影像表现类似，但也存在细微差别。本例患者属于新型冠状病毒感染早期，这些病灶多分布在胸膜下或肺外侧带；多呈磨玻璃状或有晕征，边界不清，部分可有实变；病灶内含气管支气管，甚至支气管轻微扩张，病灶内血管影明显。随着病情的进展新型冠状病毒肺炎影像学可表现为病灶形态多样、密度多样、磨玻璃样渗出、实变与条索影夹杂，重症则可呈"白肺"表现。基于疾病防控诊治的流程，我们对于早期患者的影像学经验较为丰富，能从疾病早期识别，在核酸检测尚未大范围展开的时候就能对高度疑诊的患者进行反复核酸检测。本例患者影像学的特征比较支持新型冠状病毒感染，因此在查到流感病毒后我们最终依靠核酸检测证实为混合了新型冠状病毒感染。

新型冠状病毒肺炎流行之初，大家对其认识不深诊治经验不足，临床重症比例较高，我们对这部分患者资料也做了相应的回顾性分析。结果显示除患者高龄、基础慢性疾病较多以外，以咳痰气促症状起病，从发病到入院的时间间隔较长，入院时 CURB-65 得分高等都是发展为重症多器官功能衰竭的重要特征。实验室检查方面患者若淋巴细胞计数显著降低（$< 1 \times 10^9$/L）、血红蛋白降低、血糖升高、肝肾功能不全、肌酸激酶升高、乳酸脱氢酶升高、D- 二聚体升高等为发展为重症多器官功能衰竭的独立危险因素。本例患者虽年轻但肥胖，BMI 超过 30；且受限于疾病流行初期核酸检测的未普及，从起病到后续转入定点医院间隔时间较长；病初的肌酸激酶显著升高、DIC 异常等都提示其转归不良。

CAP 常面临多种病原体合并的现象，患者病情的动态评估尤为重要，评估内容需要包含临床表现、生命体征、实验室检查、胸部影像资料等各个方面，对于治疗效果不佳的患者需及时排查非感染性因素，同时需要考虑到混合感染的可能，在感染性疾病中积极检测病原体并对宿主、病原体以及药物等多方面综合评估，才能及时有效地进行针对性治疗。

（病例提供者：林莹妮）

（点评专家：包志瑶　周　敏）

参考文献

[1]Ding Q，Lu P，Fan Y，et al.The clinical characteristics of pneumonia patients coinfected with 2019 novel coronavirus and influenza virus in Wuhan，China[J].J Med Virol，2020，92（9）：1549-1555.

[2]Konala VM，Adapa S，Naramala S，et al.A Case Series of Patients Coinfected With Influenza and COVID-19[J].J Investig Med High Impact Case Rep，2020，8（2324709620934674）：2324709620934674.

[3]Gao YD，Ding M，Dong X，et al.Risk factors for severe and critically ill COVID-19 patients：A review[J].Allergy，2021，76（2）：428-455.

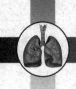

病例3 变态反应性支气管肺曲菌病

一、病历摘要

（一）病史简介

患者男性，75岁，因"反复咳嗽、喘息40余年，加重1周余"入院。

患者40余年前开始出现发作性气喘，后被诊断为"哮喘"，每次急性发作都需要前往医院接受静脉糖皮质激素治疗方可好转，非急性发作时期可完全没有症状。此后急性发作频率逐渐增加，非急性发作期间气促症状依然持续。20余年前开始应用沙美特罗氟替卡松250μg每日两吸治疗，症状有所改善，急性加重减少，维持约3年后急性加重再次逐渐增加。10余年前开始经常需要口服糖皮质激素控制症状。曾行胸部CT，结果提示肺部磨玻璃影，考虑为真菌感染，予以口服伏立康唑3个月余，患者自述肺部磨玻璃影消退，但之后因出现心律失常停用伏立康唑。约5年前开始咳嗽、咳黄色－咖啡色痰愈发增加，气促始终持续，调整治疗为沙美特罗氟替卡松500μg每日两吸，仍有反复急性加重，需间断口服糖皮质激素控制症状。过去1年中因急性加重住院4次。1周余前，患者再次出现咳嗽、咳痰、气促加重，偶有痰中带血，收治入院。

既往史：患者33岁时曾因右肺上叶结节行右肺上叶切除术，术后病理为炎症性病变。40岁时再次因左肺上叶结节行左肺上叶切除术，术后病理为炎症性病变。由于两次手术的时间久远，无法回溯当时的病历。

个人史：退休前从事管理工作，否认近期旅游史、疫水疫区接触史，否认毒物接触史。否认烟酒史。

（二）体格检查

神清，精神可，步入病房，对答切题，查体合作。皮肤巩膜无黄染，全身浅表淋巴结未触及肿大，颈软，双侧瞳孔等大等圆，对光反射灵敏。桶状胸，两下肺呼气末高调哮鸣音，未及明显湿啰音。心率78次／分，律齐无杂音，腹部平软，无压痛、反跳痛。双下肢无水肿。

（三）辅助检查

血常规：白细胞计数 $9 \times 10^9/L$，中性粒细胞 % 79.7%，嗜酸性粒细胞 % 0。

血气分析：吸氧 3 ~ 5L/min，酸碱度 7.47，氧分压 117mmHg，二氧化碳分压 47mmHg。

IgE：总 IgE 1750U/ml，烟曲霉 IgE 20.8U/ml。

G 试验：阴性。

肺功能检查：见病例 3 表 1。

病例3表1　患者肺功能检查结果

	2009 年 11 月	2018 年 10 月	2020 年 5 月
FEV_1（L）	2.00	2.20	0.79
FEV_1%（%）	60.0	66.6	31.6
FEV_1/FVC（%）	47.32	40.90	41.88
舒张试验	阳性	阴性	阴性
DLCO%（%）	64.4	73.9	58.7

胸部 CT：肺气肿，左上肺野包裹性积液，两肺散在结节条索影及钙化影，两肺慢性感染灶，左肺舌段条片状影，两肺肺囊泡，左上胸膜增厚钙化，两侧胸膜增厚粘连，主动脉冠脉钙化，右侧甲状腺结节。两侧第 5 肋骨形态异常（病例 3 图 1）。请结合临床及其他相关检查，随诊。

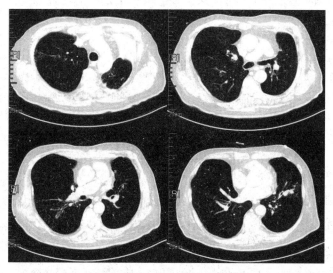

病例3图1　患者胸部CT影像

二、诊治过程

患者入院后完善相关检查，血常规提示：白细胞计数 $9.2 \times 10^9/L$、中性粒细胞 % 88.5%、嗜酸性粒细胞 % 0；血气分析提示：酸碱度 7.32，氧分压 97mmHg，二氧化碳分压 41mmHg；肺功能提示：重度混合性通气功能障碍（FEV_1 0.79L，FEV_1% 31.6%，FEV_1/FVC 41.88%）、小气管功能障碍（MEF 75% 10.5%，MEF 50% 8.8%，MEF 25% 11.7%）、弥散功能中度减退（DLCO% 55.3%，DLCO/VA% 68.9%）。患者胸部 CT 提示存在中央型支气管扩张、黏液栓塞形成，因此完善了总 IgE 及曲霉特异性 IgE 检测，结果提示总 IgE 1610U/ml，曲霉特异性 IgE 46.4KUA/L。考虑患者符合变态反应性支气管肺曲菌病（allergic bronchopulmonary aspergillosis，ABPA）的诊断。

治疗上，首先给予甲强龙 40mg 1 次 / 日静脉应用抗感染治疗，应用 1 天肺部哮鸣音就有明显改善，但减量至 20mg 时，气促症状再次加重，哮鸣音再次出现，故维持甲强龙 40mg，后改为口服甲泼尼龙 20mg 2 次 / 日（约 0.75mg/kg）；同时在维持沙美特罗氟替卡松 500μg 2 次 / 日吸入的基础上增加了噻托溴铵 1 吸 1 次 / 日的治疗，改善气管阻塞。除以上常规的糖皮质激素以及支气管扩张药的治疗外，考虑患者 IgE 水平非常高，启用了奥马珠单抗的治疗，治疗剂量为 600mg/2 周，皮下注射。考虑到患者过去 1 年中反复发生的急性加重，予以加用伏立康唑 200mg 1 次 / 日口服，减轻患者气管真菌负荷。治疗 2 周后患者气促症状改善，予以出院。患者开始奥马珠单抗治疗后的 5 个月内未出现急性加重导致的住院。

三、病例讨论

变应性支气管肺曲霉病（allergic bronchopulmonary aspergillosis，ABPA）是烟曲霉致敏引起的一种变应性肺部疾病，表现为慢性支气管哮喘和反复出现的肺部阴影，可伴有支气管扩张。ABPA 较常发生于哮喘患者，ABPA 在哮喘中所占比例为 1% ~ 3.5%；除哮喘外，ABPA 也可见于肺囊性纤维化、支气管扩张、慢性阻塞性肺病等。ABPA 的临床表现多样，主要表现为咳嗽、咳痰、喘息，还可见低热、消瘦、胸痛等，咳棕褐色黏冻样痰栓是 ABPA 的特征性表现；如合并支气管扩张，可出现不同程度的咯血。2017 年我国的 ABPA 诊治专家共识提出以下诊断标准[1]。诊断 ABPA 须具备第 1 项、第 2 项和第 3 项中的至少 2 条。①相关疾病：哮喘；其他：支气管扩张症、慢性阻塞性肺疾病、肺囊性纤维化等；②必需条件：烟曲霉特异性

IgE 水平升高，或烟曲霉皮试速发反应阳性；血清总 IgE 水平升高（ > 1000U/ml）；③其他条件：血嗜酸性粒细胞计数 > $0.5 \times 10^9/L$；影像学与 ABPA 一致的肺部阴影；血清烟曲霉特异 IgG 抗体或沉淀素阳性。如肺部 HRCT 显示中心性支气管扩张或支气管黏液栓，诊断为支气管扩张型 ABPA（ABPA-B）；如无支气管扩张则诊断为血清型 ABPA（ABPA-S）。本例患者存在哮喘、支气管扩张症，烟曲霉特异性 IgE 水平升高、血清总 IgE 水平升高（ > 1000U/ml），影像学与 ABPA 一致的肺部阴影，基本符合 ABPA 的诊断；胸部 CT 可以见到明确的中心性支气管扩张及黏液栓，属于支气管扩张型 ABPA。ABPA 的自然病程分为：Ⅰ期新发、活动性 ABPA；Ⅱ期临床和血清学缓解期；Ⅲ期复发性活动性 ABPA；Ⅳ期慢性激素依赖性哮喘；Ⅴ期进行性炎症和气管扩张引起的纤维 – 空洞病变。考虑本例患者目前介于复发性活动性 ABPA 和慢性激素依赖性哮喘之间。

ABPA 常见的影像表现为肺部浸润影或实变影，其特点为一过性、反复性、游走性。肺浸润呈均质性斑片状、片状或点片状，部位不定，可累及单侧或双侧，上、中、下肺均可见，但以上肺多见[1]。本例患者年轻时因"肺部结节"行两次手术治疗，结节分别位于左上肺和右上肺，病理考虑未炎症性疾病。可惜由于时代久远已无法考证当时的影像学和手术病理的结果。有文献报道，ABPA 病程中由于黏液栓导致的支气管阻塞很可能被误认为肺支气管恶性肿瘤，而对患者进行手术治疗[2]。手术后病理往往可以看到明显扩张的支气管以及内部填塞的黏液，一般较少见到真菌菌丝。结合患者目前 ABPA 的诊断，我们认为患者年轻时所出现的"肺部结节"很可能也是 ABPA 黏液栓塞所致。

奥马珠单抗是抗 IgE 人源化单克隆抗体，通过与 IgE 的 Cε3 区域特异性结合，以剂量依赖的模式降低游离 IgE 水平，同时抑制 IgE 与效应细胞表面的高亲和力受体 FcεRⅠ的结合，从而减少炎症细胞的激活和多种炎性介质释放，阻断诱发过敏性哮喘发作的炎症级联反应。奥马珠单抗治疗重症哮喘可改善哮喘症状、减少急性发作和住院次数，并改善肺功能、减少口服激素用量。近年来的研究提示奥马珠单抗可显著降低 ABPA 患者嗜碱性细胞对曲真菌的敏感性以及降低其表面 FcεRⅠ受体的表达，降低患者血清总 IgE 水平，减少急性加重次数，降低全身激素需求，减轻哮喘症状及改善肺功能。但目前大规模的 RCT 研究仍较少，奥马珠单抗对 ABPA 的疗效仍需观察。

本例患者曾规范应用全身激素治疗，但疗效欠佳。由于患者应用抗真菌治疗后出现心律失常，抗真菌治疗维持时间较短。因此我们建议患者加用较小剂量的抗真菌药物并联合奥马珠单抗治疗。患者开始应用奥马珠单抗后的 5 个月内未出现急性加重，相比应用奥马珠单抗前明显减少。

四、病例点评

ABPA 既往的高误诊率与医护人员对于此类疾病的认识不足有关，且 ABPA 影像学特征常常以沿着支气管分布的团块结节影为表现特征，加之常常合并血清肿瘤标志物的增高导致临床上误诊为肺癌行手术切除的病例不在少数。该患者数十年前的两次手术切除肺结节病史就是典型的例子。近年来，随着对重症哮喘认识的深入，尤其是对相关疾病鉴别诊断的学习，使 ABPA 这一重症哮喘中重要的鉴别诊断病种得到了广泛的认识和关注。尤其是对于影像学特征、血清学辅助检查的推广（总 IgE 和曲霉特异性 IgE 的检测和结果解读），使误诊率大大降低。

目前，对于新发、活动、复发型 ABPA 的治疗原则还是激素为主，抗真菌治疗为辅的原则，抗真菌治疗的疗程和剂量需要个体化。临床上使用半治疗剂量的伏立康唑就可明显获益，减少急性加重频率。该患者在既往伏立康唑治疗中，曾出现心脏不良事件，故再次启用伏立康唑治疗时采用了一半剂量，取得了一定的临床效果。

奥马珠单抗作为重度过敏性哮喘的生物靶向药物，作为 ABPA 的二线治疗药物，在全身激素使用疗效不佳或不良反应较大的情况下不失为一种有效且更为安全的治疗方式。但由于 ABPA 患者的总 IgE 绝大多数都高出了奥马珠单抗的推荐治疗范围，故临床上多采取先全身激素治疗，待总 IgE 降低至奥马珠单抗可治疗范围后再启动单抗治疗。但单抗治疗价格昂贵，且目前尚无具体疗程的推荐，也无长期治疗的大样本研究，故长期疗效尚待观察。未来，更多针对嗜酸粒细胞性哮喘的单抗药物即将进入中国市场，国外已有抗 IL-5 单抗、抗 IL-5R 单抗治疗 ABPA 的病例报道，甚至联合治疗，未来 ABPA 的单抗治疗可能有更多的二线治疗选择和空间 [3, 4]。

（病例提供者：倪颖梦）

（点评专家：汤　葳）

参考文献

[1] 中华医学会呼吸病学分会哮喘学组 . 变应性支气管肺曲霉病诊治专家共识 [J]. 中华医学杂志，2017，97（34）：2650-2656.

[2]Kim JS，Rhee Y，Kang SM，et al.A case of endobronchial aspergilloma[J].Yonsei Med J，2000，41（3）：422-425.

[3] 崔晓阳，苏楠，段振娅，等 . 奥马珠单抗治疗变应性支气管肺曲霉菌病一例 [J]. 中华医学杂志，2019，99（8）：622-623.

[4] 马艳良 . 变应性支气管肺曲霉菌病的生物靶向治疗进展 [J]. 中华结核和呼吸杂志，2019，42（11）：864-868.

病例4　难治性哮喘

一、病历摘要

（一）病史简介

患者女性，31岁，因"发作性胸闷气促20余年，加重2年"入院。

患者3岁时无明显诱因下夜间反复出现呼吸音加粗伴有喘息，后于当地医院就诊，诊断为"哮喘"，一直泼尼松2.5mg＋特布他林1.25mg平喘治疗，后夜间喘息症状明显缓解，并于6岁时停药。9岁时复出现间断发作性咳嗽、咳白色泡沫样痰、伴有喘息，平素1～3个月发作1次，每次发作时均需静脉用药后缓解，多以饮食不当诱发哮喘发作。患者为进一步诊治于5年前开始就诊我科门诊，予信必可（布地奈德福莫特罗粉吸入剂）1喷2次/日联合顺尔宁控制哮喘发作，后发作次数较前明显减少，每次发作时吸入性糖皮质激素即可缓解。近2年患者自觉发作较前频繁，且每次发作需静脉使用激素方可缓解。目前予信必可160μg 2吸2次/日联合顺尔宁10mg 1次/晚治疗。

既往史、家族史及过敏史：患者自诉皮肤过敏原点刺试验结果：鸡蛋、牛奶过敏。既往厄多司坦、阿奇霉素、林可霉素、莫西沙星、苏黄止咳胶囊过敏。其母祖辈有哮喘病史。

（二）体格检查

神清，气平，双肺听诊呼吸音清，未及干湿啰音或哮鸣音。

（三）辅助检查

肺功能检查提示重度阻塞性通气功能障碍。（因患者高剂量ICS/LABA病情原因无法停用，故未行支气管舒张试验，FENO：28ppb。胸部影像学外院胸部CT报告提示双肺未见异常，我院胸片大致正常。IgE 321.0U/ml；屋尘螨特异性IgE 27.1KUA/L；粉尘螨特异性IgE 17.8KUA/L；其余吸入性过敏原检查均阴性。外周血嗜酸粒细胞绝对计数：0.01×10^9/L。

二、诊治过程

入院后完善相关检查，并排除吸入药物技巧掌握不佳、依从性不佳、持续过敏原暴露、合并鼻窦炎、胃食管反流，睡眠呼吸暂停低通气综合征等疾病。于 2016 年 9 月 7 日、2016 年 10 月 18 日、2016 年 11 月 30 日行 3 次支气管热成形术。（当时我国尚未获批哮喘靶向药物）其中第 2 次支气管热成形术前，患者自诉病情有明显好转，活动耐量上升，无哮喘急性加重，ACT 评分 18 分。期间药物调整为顺尔宁 10mg 1 次 / 晚＋信必可 160μg 2 吸 2 次 / 日 ×2 周、继以 2 吸 3 次 / 日维持治疗，症状控制较平稳。2016 年 11 月 30 日行第 3 次支气管热成形术后，患者自诉症状较前略有加重，但无急性加重。ACT 评分 14 分。期间药物调整为顺尔宁 10mg 1 次 / 晚＋信必可 160μg 2 吸 2 次 / 日＋思力华 1 吸 1 次 / 日维持治疗。热成形术后仍反复出现急性加重（2017 年 1 月、2017 年 5 月、2017 年 7 月、2017 年 8 月），需住院全身激素治疗，最高用到甲强龙 120mg。且频繁出现心前区疼痛，服用 PPI 抑酸治疗无效，休息或使用抗生素后可缓解。每次查心电图，心肌蛋白等心脏指标均正常。期间维持治疗方案：信必可 320μg 1 吸 2 次 / 日＋思力华 1 吸 1 次 / 日＋顺尔宁 10mg 1 次 / 晚，辅以雾化治疗，不规律予美卓乐治疗。其中 2017 年 9 月 28 日因气促症状加重再次入院，入院后血常规：白细胞计数 12.25×10^9/L，中性粒细胞 % 89.9%；C 反应蛋白 11mg/L；肝肾功能、电解质均正常。故予罗氏芬（注射用头孢曲松钠）抗感染，予甲强龙 20mg 1 次 /12 小时 ×5 天，病情稳定后予逐步减量为泼尼松 15mg 2 次 / 日口服，并辅以普米克令舒＋特布他林＋爱全乐雾化扩张支气管治疗及对症治疗。期间，曾行诱导痰检查，但诱导过程中患者再次出现哮喘加重而导致诱导失败，结合患者气管镜检查中肺泡灌洗液细胞分类中性粒细胞偏高的结果，给予罗红霉素口服治疗。考虑患者气管热成形术治疗效果不佳，复查气管镜进一步排查相关原因，发现患者存在先天性支气管闭锁（右上叶）（病例 4 图 1）。同时，回看了第一次热成形术的录像，发现在首次治疗前患者就存在该解剖结构的异常，但该结构异常较隐匿，右下叶的支气管已经完全移位至上叶开口位置。同时经与放射科疑难会诊中心主任沟通后完善胸部超薄层 CT 并查阅文献证实：先天性支气管闭锁（右上叶），右中叶支气管分支侧枝发育成右上叶（病例 4 图 2）。考虑患者曾行支气管热成形术，哮喘控制仍未达理想效果，遂进行多学科会诊。同时先天性解剖结构异常，后续治疗方案为按需加入雾化吸入平喘药物，长期维持哮喘稳定期治疗，急性期进行对症处理。至 2018 年 3 月以后，中国首个重度哮喘靶向药物——

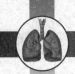

奥马珠单抗上市，因患者有过敏性哮喘的疾病特征，故开始奥马珠单抗治疗，根据初始总 IgE 水平和患者体重，给予每月 1 次 450mg 皮下注射治疗至今。患者仍有反复急性加重，加重后出现胸痛，给予全身激素及头孢克洛或者静脉用头孢西丁后可好转，但总体发作频率及全身激素使用剂量和频次较奥马珠单抗使用前略有好转。

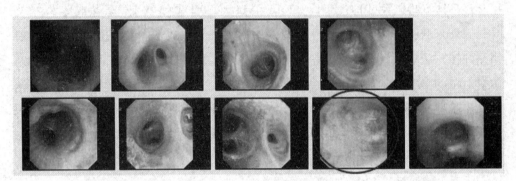

病例4图1　患者气管镜镜下表现

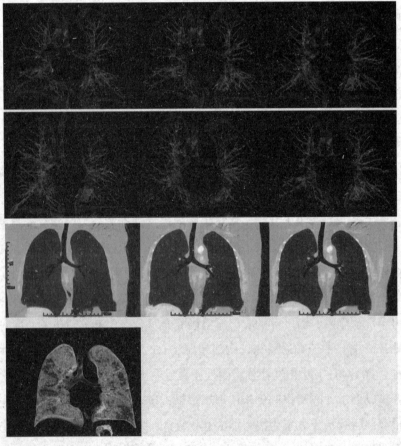

病例4图2　患者胸部CT影像

三、病例讨论

哮喘的本质是慢性气管炎症。某些哮喘患者的病情较其他患者更严重，他们通常需要接受大剂量药物治疗方能控制疾病或者在大剂量药物治疗的同时仍然出现病情反复加重，频繁住院。临床上有 5% ～ 10% 的哮喘患者接受 GINA 推荐的第 4 级治疗方案治疗后仍然难以达到有效控制，这些患者都符合难治性哮喘的诊断标准。尽管为数不多，却消耗了 80% 与哮喘相关的医疗资源，而且病情迁延，死亡风险高，是临床医生面临的巨大挑战。1977 年，美国胸科学会（ATS）首次采用"难治性哮喘"来概括这一类哮喘，并于 2000 年拟订了诊断标准[1]：具有以下 1 个或 2 个主要特点，①需要持续应用或接近持续应用（1 年中超过 50% 的时间）口服激素治疗；②需要应用大剂量吸入型激素治疗，如倍氯米松超过 260 μg/d，布地奈德超过 200 μg/d，氟替卡松超过 880 μg/d 等。同时具备以下次要临床指标中的 2 个：①除需要持续应用口服激素治疗外，还需要使用长效 β_2 肾上腺素受体激动药、茶碱或抗白三烯类药治疗；②每日或近乎每日均需要使用短效肾上腺素受体激动药缓解症状；③持续的气流阻塞（FEV_1 小于预计值的 80%；最大呼气流量日变异率超过 20%）；④每年急诊就诊次数超过 1 次；⑤每年需要使用超过 3 次的口服激素治疗；⑥口服激素或吸入型激素减量小于或等于 25% 即导致哮喘恶化；⑦过去有过濒死的哮喘发作。这一标准包含了以往的"重症哮喘（severe asthma）""激素依赖 / 抵抗性哮喘（steroid.dependent and/or resistant asthma）""难以控制的哮喘（difficult to control asthma）""控制不良的哮喘（poorly controlled asthma）""脆性哮喘（brittle asthma）"及"不可逆性哮喘（irreversible asthma）"等概念。2006 年全球哮喘防治创议（global initiative for asthma，GINA）将那些经过第 4 步治疗（中高剂量吸入激素加长效 β_2 肾上腺素受体激动药，或加白三烯调节剂，或加缓释茶碱）仍未达到控制的哮喘诊断为难治性哮喘。难治性哮喘的病因、发病机制目前尚未完全阐明，糖皮质激素抵抗、气管重塑及反复气管感染是目前认为导致难治性哮喘的常见病因[2]。

本例患者为青年女性，既往在 GINA 推第 4 级治疗方案治疗后仍然出现病情反复加重，频繁住院，考虑为难治性哮喘。但本例难治性哮喘的病因究竟为何，仍值得进一步深入探讨。在诊治过程中，本例通过支气管镜及超薄层 CT 发现并证实存在先天性右上叶支气管闭锁。先天性支气管闭锁（congenital bronchial atresia，CBA）是临床少见的先天性畸形，男性患者约占 60%，女性约占 40%。男性平均每 10 万人发病 1.2 人[3]。支气管局灶性中断，远端黏液嵌塞，阻塞肺段肺气肿改变是支气管闭锁的 CT 三联征。支气管镜检查可发现盲端，也可无异常。CBA 在 1953 年首次由 Ramsay 报道，是临床上少见的先天性畸形。最常见的闭锁部位为左肺上叶尖后段。在一份 101 个病例综述中，64% 的患者闭锁部位均为左肺上叶。本例患者闭锁部位为右肺上叶，较为罕见。目前认为由于叶、亚段及远端支气管分别于胚胎期的第 5、第 6、第 16 周出现，故有理论认为是由于胚胎期 16 周以后可能出现的宫内缺血所导致。因闭锁支气管远端所属支气管发育正常，所以部分观点认为该病也可能是胎儿期创伤导致局部支气管发育中断所致，而不是发育异常的结果。先天性支气管闭锁的病理改变为闭锁支气管近端中断，远端支气管扩张，并且由于分泌黏液功能保留，管腔内可有黏液栓塞，闭锁远端的支气管及肺组织大体发育正常，但肺泡数量减少，肺组织通过孔氏孔、支气管肺泡管等进行侧支通气。受累的肺组织由于活瓣现象导致空气潴留，肺泡扩张，但肺泡壁无明显破坏。从患者既往病史、诊治过程分析，本例患者先天性支气管闭锁可能与其反复发作的哮喘症状有关。但目前，较少有关于先天性支气管闭锁引起哮喘症状的相关病例报告。

支气管热成形术（bronchial thermoplasty，BT）作为治疗难治性哮喘的一项新技术，因其安全、有效、微创等特点被大众广泛接受，其疗效及安全性被越来越多的研究支持[4]。2010 年 4 月 27 日，美国食品和药品管理局（Food and Drug Administration，FDA）批准 BT 用于治疗重度和持续性哮喘，并广泛推广。2014 年 3 月，我国正式批准该技术应用于难治性哮喘的治疗。既往 AIR、RISA 及 AIR2 等研究结果证实，治疗组 AQLQ 评分明显优于对照组，急性哮喘对生活、学习、工作的影响显著降低。术后 5 年随访结果显示，受试者哮喘急性发作次数、急诊率较术前显著减少，ICS 使用剂量较治疗前减少，高分辨率 CT 提示气管结构未见明显异常[5, 6]。但目前，关于 BT 治疗前后气管病理生理改变的研究较少，BT 对患者气管症状改善的机制仍不清晰。有研究发现 BT 治疗后 ASM、上皮下基底膜厚度、黏膜下神经、神经内分泌上皮细胞、ASM 相关神经等均较治疗前显著减少，且这些改变与患者临床症状的改善、急诊率的下降、生活质量的提高相关。本例患者气管热成形术治疗效果不佳，是否与其先天性支气管闭锁因素有关，值得进一步思考。

四、病例点评

本例年轻女性哮喘患者，从病史特点上分析，符合重度哮喘（难治性）的定义和特征。在确定患者难治性哮喘前，首先必须对哮喘诊断、依从性、合并症等因素进行排查和确认。该患者除了后期发现的罕见气管先天异常以外，符合早发型过敏性哮喘的疾病特征。目前这类患者首选的附加治疗应该考虑奥马珠单抗靶向治疗，但因治疗时代的因素先选择了支气管热成形术治疗。奥马珠单抗的靶向治疗针对的是有过敏靶点的重度哮喘，对于多种过敏性疾病的合并（如鼻炎、鼻窦炎、过敏性荨麻疹、食物过敏等）也有综合治疗的疗效。本患者除了过敏性哮喘以外，其他过敏症状目前不明显，外周血嗜酸粒细胞不高，FENO 不高，所以虽然符合奥马珠单抗的适应证，但从目前回顾性分析的疗效指标来看，不属于最佳疗效的人群特征。

支气管热成形术的治疗优势在于对于寡细胞型或气管重塑明显、气管壁增厚充血水肿的患者疗效较好，在靶向药物时代到来之前，是重度哮喘的重要治疗手段，但由于微创手术治疗很难完全避免气管出血、反复感染等并发症的出现。本例患者的特殊性在于隐匿性气管先天结构异常，导致热成形术失败，虽然罕见，但也提出了热成形术术前评估的重要性，尤其是气管结构方面不能忽略，超薄层 CT 和气管三维重建也是需要考虑的方面。且本例患者术后出现的前胸痛可能因热成形术射频消融后刺激支气管周围无菌性炎症性疼痛导致，故有创治疗在这部分患者中应该慎之又慎，首先从无创的炎症机制着手疗效和安全性更佳。

（病例提供者：朱海星）

（点评专家：汤　葳）

参考文献

[1]Moore WC，Meyers DA，Wenzel SE，et al.Identification of asthma phenotypes using cluster analysis in the Severe Asthma Research Program[J].Am J Respir Crit Care Med，2010，181（4）：315-323.

[2]Chung KF，Wenzel SE，Brozek JL，et al.International ERS/ATS guidelines on definition，evaluation and treatment of severe asthma[J].Eur Respir J，2014，43（2）：343-373.

[3]Jederlinic PJ，Sicilian LS，Baigelman W，et al.Congenital bronchial atresia.A report of 4 cases and a review of the literature[J].Medicine（Baltimore），1987，66（1）：73-83.

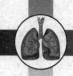
[4]Torrego A，Sol à I，Munoz AM，et al.Bronchial thermoplasty for moderate or severe persistent asthma in adults[J].Cochrane Database Syst Rev，2014，2014（3）: CD009910.

[5]GINA report.Global Strategy for Asthma Management and Prevention，Global Initiative for Asthma（GINA）.www.ginasthma.org

[6]Cox G，Thomson NC，Rubin AS，et al.Asthma control during the year after bronchial thermoplasty[J].N Engl J Med，2007，356（13）: 1327-1337.

病例5　心房颤动射频消融术致右下肺静脉闭塞

一、病历摘要

（一）病史简介

患者男性，59岁，因"心房颤动射频消融术后反复间断咯血3个月余"入院。

患者6个月前因"心房颤动"于外院行射频消融术，过程顺利，术后服用华法林；3个月余前无明显诱因下出现咳嗽，不剧烈，咳白色黏痰，并少量咯血，每日3～4口，无畏寒、发热，自行停用华法林2周后咯血略减少，至外院行胸部CT提示"左下肺及右肺下叶纤维灶少许炎症，右肺下叶小钙化灶，左侧胸膜增厚"，给予"头孢类"抗生素口服1周，症状无缓解；1个月前复查胸部CT提示"右肺下叶炎症改变，右肺上叶小结节，右下肺磨玻璃结节，与前基本相仿"。为求进一步诊治，门诊拟"咯血待查，肺部阴影"收入病房。

（二）体格检查

体温37.0℃，脉搏56次/分，呼吸20次/分，血压134/62mmHg。神清，营养良好，自主体位，无贫血貌，皮肤巩膜无黄染，皮下无瘀点、瘀斑，浅表淋巴结未及肿大。双侧呼吸运动对称，节律正常，肋间隙正常，语颤对称，双肺呼吸音清，未闻及干湿啰音。心脏及腹部查体未及异常。脊柱四肢无畸形，关节无红肿，双下肢无水肿。

（三）辅助检查

白细胞计数9.30×10^9/L，中性粒细胞%71.4%，血红蛋白135g/L，血小板计数212×10^9/L；尿、便常规正常；肝、肾功能电解质、血糖正常；活化部分凝血活酶时间：31.7秒，凝血酶原时间：11.6秒，国际标准化比值1.10，纤维蛋白原3.21；D-D二聚体3.078mg/ml，纤维蛋白原降解产物30.01μg/ml；癌标正常。

心电图：窦性心动过缓，T波低平。

心脏超声：双房增大、中度二尖瓣关闭不全、中度三尖瓣关闭不全、轻度肺动脉高压、左室舒张功能减退，左室收缩功能正常，估测肺动脉收缩压41mmHg。

二、诊治过程

结合患者上述病史、体征和实验室检查，考虑肺血管病可能，即完善胸部CTA（病例5图1）发现：两肺下叶感染性病变合并梗死可能，右侧胸腔积液，请结合临床；CTA示支气管动脉增粗，右下肺静脉狭窄，伴充盈缺损。

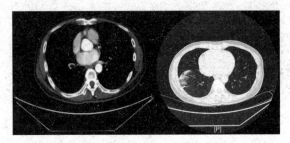

病例5图1　胸部CTA（2015年11月9日）示右下肺静脉狭窄、充盈缺损

进一步完善肺动脉DSA造影（病例5图2）发现右下肺动脉充盈延迟，右下肺静脉未显影；支气管动脉DSA造影（病例5图3）：1支左右共干支气管动脉、1支右侧支气管动脉造影异常，造影剂渗出。

病例5图2　肺动脉造影见右下肺动脉灌注区造影剂充盈较左侧延迟，右下肺静脉闭塞

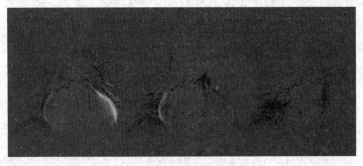

病例5图3　支气管动脉造影：1支左右共干支气管动脉、1支右侧支气管动脉造影异常，造影剂渗出

遂明确诊断：右下肺静脉闭塞、心房颤动（射频消融术后）。试行右下肺静脉球囊扩张联合支架置入术，失败；改行超选择性支气管动脉栓塞术，过程顺利，咯血症状缓解。但术后 6 个月后再次出现咯血症状，复查胸部 CTA 提示两肺下叶感染病变合并部分实变，右侧胸腔积液，较老片右肺下叶实变影增大；建议行右下肺血管成形术。患者至外院再次行支气管动脉栓塞术，痰血症状暂时缓解。

三、病例讨论

射频消融术作为治疗心房颤动的重要手段，近年来在我国的手术量增长较快，然而术后并发肺静脉狭窄（pulmonary vein stenosis，PVS）也逐渐增多。据统计，术后 PVS 发生率为 3% ～ 8%[1]。PVS 早期临床症状轻微，且无特异性，易被误诊、漏诊；一旦出现明显症状，大多预后不佳，死亡率明显增高。

心房颤动射频消融所致 PVS 病理特点：早期多为消融部位肺静脉内膜局部慢性增生和胶原沉着，伴进行性内膜纤维化和肌性增生伴血管收缩，此时患者多无临床症状或症状轻微；病程晚期肺静脉主干管腔完全闭塞，出现远端肺小静脉闭塞性改变，肺静脉血液向心回流受阻，肺瘀血，肺静脉压升高最终导致毛细血管后肺动脉高压及右心室压力负荷增加，出现各种临床症状。症状的严重程度与病变血管支数以及狭窄严重程度有关；单支肺静脉狭窄的患者，多无或仅有轻微症状；单支完全闭塞肺静脉或多支肺静脉同时狭窄则多数具有症状。严重 PVS 多表现为术后 3 ～ 6 个月活动或劳累后呼吸困难（83%）、静息时呼吸困难（30%）、反复咳嗽（39%）、咯血（13%）、胸膜痛（26%），但有部分重度 PVS 或肺静脉闭塞患者，因侧支循环丰富，症状可不典型[2]。

早期诊断 PVS 较为困难，从出现症状到确诊平均需要 16 周；多数患者确诊为 PVS 时，一支或多支肺静脉已经完全或次全闭塞，进入不可逆的病理重构阶段。

螺旋 CT 是最常用的无创性诊断方法，增强和三维重建后可清楚显示各肺静脉开口直径及其分支，区分血管壁上的钙化斑与腔内造影剂，对肺静脉远段异常的显示优于心血管造影及超声心动图；但不能准确评估狭窄程度及血流动力学改变。

肺静脉造影是目前诊断肺静脉病变的金标准，并可通过心导管检查对患者的血流动力学进行全面评估，并同时可发现一些复杂性的血管病变[3]。

药物治疗对重度 PVS 基本无效，利尿药仅能部分缓解肺水肿症状；如果仅累及单支肺静脉，狭窄程度 50% ～ 75%，无症状者可每 3 ～ 6 个月影像学定期随访；单支肺静脉狭窄程度＞ 75%，伴有明显症状或无症状但同侧肺 2 支肺静脉均出现狭窄，需要及时干预；对重度 PVS 患者早期介入治疗，可避免血管完全闭塞导致的不可逆性肺动脉高压；目前 PVS 的介入治疗有球囊扩张、切割球囊、支架植入等多种方法；而对于肺静脉慢性闭塞或多支严重病变者，需要进行手术切除、修补或移植[4]。

四、病例点评

近年来由于射频消融术的广泛开展，因射频消融术引起的肺静脉狭窄病例越来越多。常常在患者出现呼吸困难，临床考虑肺栓塞，行 CTPA 检查显示肺动脉显影不佳，临床很容易误诊为肺栓塞；或者因其他原因行 CTPA 甚至增强 CT 发现肺动脉显影不佳，误诊为肺栓塞。实际上此时的肺动脉显影不佳主要因为肺静脉狭窄甚至闭塞，肺静脉血液向心回流受阻，造成肺动脉的造影剂明显减少，导致肺动脉显影不佳，疑似肺栓塞。

与肺栓塞鉴别，主要是这些肺静脉狭窄患者有明确的射频消融术病史，起病缓慢，不像肺栓塞突发呼吸困难、胸痛、咯血等，肺静脉狭窄者起病缓慢，早期甚至无症状，随后出现呼吸困难并逐渐加重，可伴有咯血等症状。从影像学鉴别，CTPA 肺栓塞在肺动脉有明显的充盈缺损，充盈缺损有明确的边界，而肺静脉狭窄患者的 CTPA 在肺动脉显示弥散性的充盈欠佳，没有明显的边界。最重要的一条是，呼吸科医生临床读片，不仅仅要关注支气管、肺、肺动脉，也要关注心脏、关注肺静脉的显影情况，不能对肺静脉的病变视而不见。

肺静脉造影是诊断射频消融术诱发的肺静脉狭窄的金标准，一旦确诊，应积极给予介入治疗，缓解症状、挽救生命。

（病例提供者：丁永杰）

（点评专家：时国朝）

参考文献

[1]De Greef Y, Tavernier R, Raeymaeckers S, et al.Prevalence, characteristics and predictors of pulmonary vein narrowing after isolation using the pulmonary vein ablation catheter[J].Circ Arrhythm Electrophysiol, 2012, 5（1）: 52-60.

[2] 张佑俊，潘欣 . 心房颤动射频消融术后肺静脉狭窄诊断与介入治疗 [J]. 国际心血管病杂志，2016，43（2）：90-92.

[3]Rostamian A，Narayan SM，Thomson L，et al.The incidence，diagnosis，and management of pulmonary vein stenosis as a complication of arterial fibrillation ablation[J].J Interv Card Electrophysiol，2014，40（1）：63-74.

[4] 潘欣，王承，张佑俊，等 . 支架术治疗心房颤动射频消融术后严重肺静脉狭窄的效果 [J]. 中华心血管病杂志，2014，42（10）：827-830.

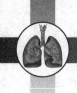

病例6　脑出血合并急性肺栓塞病例

一、病历摘要

（一）病史简介

患者女性，72岁，因"诊断脑出血2天余，肺栓塞5小时余。"入院。

患者于2021年3月11日凌晨4点入睡，2021年3月12日11点起床后发现嗜睡伴轻度言语不清，反应迟钝、思维混乱，不伴恶心、呕吐、头晕、呕吐、黑便等不适，遂由120急救车至上海市某医院急诊就诊。急查头颅CT示：左侧基底节区血肿，少量蛛网膜下隙出血，10～15ml，入院后予以止血、营养神经、补液支持治疗，患者一般情况稳定，在院期间无不适主诉。2021年3月13日外出检查时，步行5米后突发呼吸急促、血压下降（90/60mmHg），予以面罩吸氧，多巴胺维持血压，请心内科、呼吸科会诊后考虑肺栓塞，遂行肺动脉CTA检查，提示肺栓塞。患者为求进一步治疗，遂于我院就诊，急诊以"急性肺栓塞"收入我科。自患病以来，患者神志嗜睡，言语模糊，精神萎，二便无殊，胃纳一般，体重无明显变化。

既往史：诊断骨质疏松10余年，2018年4月因摔倒于我院行"胸₁₂椎体骨折成形术"。右膝盖退行性关节炎3年余，既往关节内封闭治疗。主动脉内斑块形成7年余，平素规律服用他汀类药物。否认高血压、糖尿病等慢性病史，否认乙肝、结核等传染病史，否认家族相关遗传病史。

（二）体格检查

体温36.3℃，脉搏118次/分，呼吸11次/分，血压124/94mmHg。神志嗜睡，言语模糊，对答稍迟缓，查体合作，双侧瞳孔等大等圆，直接、间接对光反射均灵敏，双侧眼球各方向活动均灵活，双侧视力视野粗测正常，双侧额纹对称，双侧鼻唇沟无变浅，伸舌居中，左侧上下肌力正常，右侧上下肢肌力Ⅳ级，生理发射存在，病理反射未引出。双侧呼吸音稍增强，未闻及明显干湿啰音。心率118次/分，律齐，心脏各瓣膜听诊区未及明显杂音。腹软，无抵抗。双下肢无水肿。

（三）辅助检查

1. 外院检查

脑血管造影 CTA：双侧胚胎型大脑后动脉、双侧基底节区血肿。

头颅 CT：左侧基底节区血肿，少量蛛网膜下隙出血，轻度脑萎缩，鼻旁窦炎。

胸部 CT：两下肺部分间质性病变，胸膜增厚；心影增大。

床旁心脏彩超：右房、右室扩大，中度三尖瓣反流，重度肺动脉高压，LVEF 59%。

血常规：白细胞计数 8.23×10⁹/L，中性粒细胞 % 70.5%，血红蛋白 129g/L，血小板计数 161×10⁹/L。

心肌酶谱：肌酸激酶同工酶 236ng/ml，肌红蛋白 75.39ng/ml，肌钙蛋白 0.072ng/ml。

BNP：43.59pg/ml。

电解质：钾 3.96mmol/L，钠 136.8mmol/L。

肾功能：肌酐 69.7μmol/L，尿素氮 4.99mmol/L。

2. 入院后检查　入院后予告病重，完善各项评估检查（血常规、肝肾功能、电解质、血糖、出凝血功能、炎症指标、心电图等）。完善我院肺动脉 CTA。入院后 2021 年 3 月 16 日、3 月 19 日 CTPA 及 3 月 16 日、3 月 19 日、3 月 29 日头颅 CT 检查结果如病例 6 图 1、病例 6 图 2。患者 TnI、D- 二聚体及 NT-proBNP、抗 Xa 活性监测结果如病例 6 图 3 至病例 6 图 6。另外丙氨酸氨基转移酶 41U/L ↑，肌酐 69.7μmol/L。

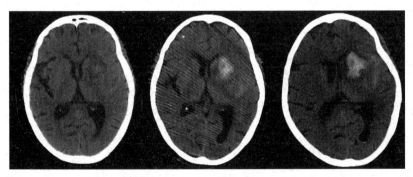

病例6图1　患者头颅CT：3月29日（左），3月19日（中），3月16日（右）

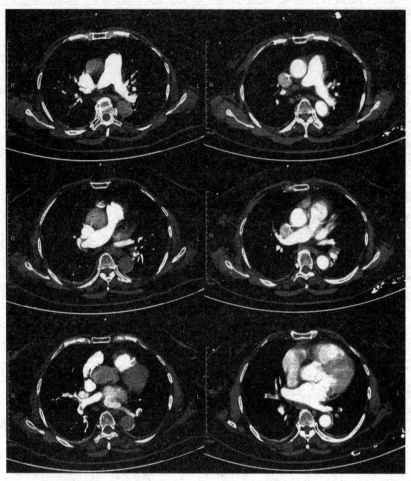

病例6图2　患者CTPA：3月19日（左），3月16日（右）

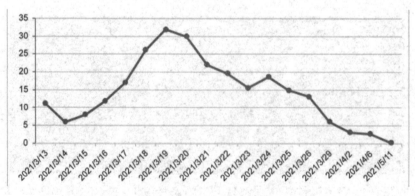

病例6图3　患者入院后D-二聚体监测结果（mg/L）

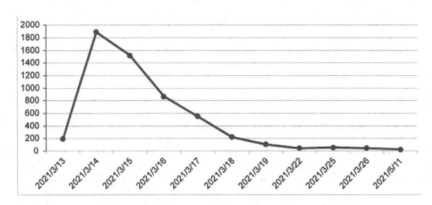

病例6图4　患者入院后NT-proBNP监测结果（pg/ml）

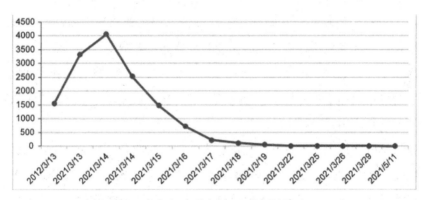

病例6图5　患者入院后高敏TnI监测结果（pg/ml）

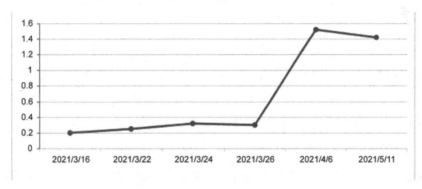

病例6图6　患者抗Xa因子活性（U/ml）

二、诊治过程

结合患者症状、体征、辅助检查，入院诊断考虑为：①急性肺栓塞；②脑内出血（左侧基底节区）；③蛛网膜下隙出血；④冠状动脉粥样硬化性心脏病；⑤骨质疏松。入院后生命体征尚平稳，即刻予以高流量吸氧，留置深静脉导管，去甲肾

0.2μg/（kg·min）泵注，维持血压，同时护胃保肝预防性抗感染治疗。

患者确诊脑出血后2日突发急性肺栓塞，起病时出现明显低血压90/60mmHg，入院后检验提示心肌酶增高，根据2019年欧洲心脏病学会《急性肺栓塞诊断和治疗指南》和2018年中华医学会呼吸病学分会发布的《肺血栓栓塞症诊治与预防指南》，患者系急性高危肺栓塞。按照患者危险分层管理策略，高危患者需行溶栓治疗，但需要排除溶栓禁忌。患者确诊脑出血2天后出现肺栓塞，存在溶栓的绝对禁忌证。根据指南，活动性出血是抗凝的禁忌证。患者存在出血和抗凝的治疗矛盾。2021年3月15日医院开展了多学科会诊。综合呼吸科、心内科、神经内外科、放射介入科意见，患者既往有冠心病史，高脂血症；心电图提示$V_{1\sim3}$ST段弓背样抬高，心肌酶升高，但这些症状同样在急性肺栓塞中可能出现，需动态监测心电图变化，根据动态演变情况评估急性心肌梗死可能。患者肺动脉主干未见大块血栓形成，暂未给予介入处理。神经内、外科考虑入院时血肿较发病时血肿有增大，同时合并下肢静脉血栓形成和肺栓塞，应用低分子肝素出血风险大，故暂给予人血白蛋白＋呋塞米交替应用减轻脑水肿。

经积极的呼吸循环支持，预防性抗感染及白蛋白联合呋塞米减轻脑水肿，复查颅脑CT未见出血量增加，脑水肿较前减轻。复查D-二聚体，较前升高，考虑患者脑出血风险较前减小，栓塞风险继续增加，充分同家属沟通利弊后，于2021年3月16日起给予克赛（依诺肝素钠注射液）0.5支，1次/12小时抗凝；2021年3月18日复查下肢血管超声提示：右侧胫后静脉、腘静脉、腓静脉有血栓形成，双下肢肌间静脉血栓形成，较入院时有新发血栓形成。请呼吸科及放射介入科会诊，考虑患者由于出血风险高，抗凝剂量不充分，血栓较前继续增加。根据2019年欧洲心脏病学会《急性肺栓塞诊断和治疗指南》的建议，存在抗凝禁忌，导致患者抗凝治疗不能实施或不能充分实施时建议植入下肢静脉滤器，减少突发致死性肺栓塞的风险。于2021年3月19日行下腔静脉滤器植入术，同时给予加强抗凝：克赛1支，1次/12小时抗凝。经上述治疗，患者病情稳定，生命体征平稳，D-二聚体、心肌酶明显降低，转入普通内科病房，继续低分子肝素1支，1次/12小时，抗凝治疗。2021年3月21日改为利伐沙班10mg，2次/日，口服抗凝。请康复科会诊，定期进行康复训练。2021年3月29日患者可自行排尿，拔除导尿管，出院后继续门诊随访。

三、病例讨论

患者系老年女性，先后确诊急性脑出血、急性肺栓塞、下肢深静脉血栓形成。

在肺栓塞发病初期，曾出现过血压下降情况。入院后复查头颅 CT 提示脑出血较前有增加情况。根据我国 2018 年中华医学会呼吸病学分会发布的《肺血栓栓塞症诊治与预防指南》[1] 及 2019 年欧洲心脏病学会《急性肺栓塞诊断和治疗指南》[2]，需要按危险分层指导肺栓塞患者的管理。危险分层的标准：出现血流动力学状态不稳定者为高危患者。根据 sPESI 评分是否 ≥ 1 分，心肌酶标志物是否升高，是否存在右心功能不全，分为中高危和中低危。sPESI 评分小于 1 分，且无右心功能不全及心肌酶增高的情况，为低危患者。sPESI 评分：由年龄 ＞ 80 岁、恶性肿瘤、慢性心肺疾病、心率 ≥ 110 次 / 分、收缩压 ＜ 100mmHg、动脉血氧饱和度 ＜ 90% 等 6 项指标。该患者肺栓塞发病时血压曾经下降至 90/60mmhg，经过积极的血管活性药物治疗，血压回升到正常范围 124/94mmHg，并且合并了心肌酶升高，心电图提示胸导联 $V_{1 \sim 3}$ ST 段压低。按照指南，该患者已达到急性肺栓塞高危患者的标准。高危患者如没有溶栓禁忌是需要积极行溶栓治疗的。溶栓的时间窗一般定为 14 日以内，但鉴于可能存在血栓的动态形成过程，对溶栓的时间窗不作严格规定。溶栓治疗的禁忌证分为绝对禁忌证和相对禁忌。对于致命性高危肺栓塞，绝对禁忌证亦应被视为相对禁忌证。溶栓的绝对禁忌证包括：结构性颅内疾病；出血性脑卒中病史；3 个月内缺血性脑卒中；活动性出血；近期脑或脊髓手术；近期头部骨折性外伤或头部损伤；出血倾向（自发性出血）。相对禁忌证包括：3 个月以上缺血性脑卒中；收缩压 ＞ 180mmHg；舒张压 ＞ 110mmHg；近期非颅内出血；近期侵入性操作；近期手术；口服抗凝治疗，创伤性心肺复苏，糖尿病视网膜病变，妊娠，年龄 ＞ 75 岁。该患者存在急性脑出血，是属于溶栓绝对禁忌证的范围。指南推荐急性高危肺栓塞或伴临床恶化的中危 PTE，若有肺动脉主干或主要分支血栓，并存在高出血风险或溶栓禁忌，或经溶栓或积极的内科治疗无效，在具备介入专业技术和条件的情况下，可行经皮导管介入治疗。因此入院后，请放射介入科会诊是否可行导管内溶栓或碎栓治疗。介入科会诊后考虑复查患者的 CTPA 提示肺动脉主干的肺栓塞不是特别显著，且脑出血情况较前加重，导管内溶栓仍有加重脑出血的风险，建议保守内科治疗。

患者是否可行抗凝治疗？根据指南的推荐：活动性出血是抗凝治疗的禁忌。该患者在入院的初期复查头颅 CT，脑出血较入院前有所加重，综合神经内科医师的会诊意见，暂时对症治疗包括白蛋白联合呋塞米减轻脑水肿，密切监测患者脑出血情况。肺栓塞患者根据危险分层的指导，在疑似高危的肺栓塞患者，如无抗凝禁忌应及时给药胃肠外抗凝治疗。但该患者是急性确诊的脑出血患者，有活动性的脑出血，是抗凝治疗的禁忌。故在发病的初期，并未给予抗凝治疗。随后复查患者的情况提示脑出血明显稳定，脑水肿改善，在充分告知家属抗凝风险的情况下，开始小剂量抗凝治疗。起初给予的抗凝剂量为克赛 0.5 支，1 次 /12 小时。但患者 D- 二聚体及下肢静脉超声复查提示肺栓塞和 DVT 较前继续加重。下肢超声提示有近端的血栓形成。考虑到患者抗凝不充分，静脉栓塞继续加重，随时有下肢静脉栓塞脱落入肺动脉再次发生急性肺栓塞的可能，请放射介入科协助为患者植入下腔静脉的临时滤器，防止肺栓塞的再次发生。并且加大了抗凝的剂量为克赛 1 支，1 次 /12 小时。抗凝剂量增加后，患者 D- 二聚体及心肌酶情况明显改善，一般情况好转。指南中关于急性肺栓塞患者下腔静脉滤器的植入推荐意见是：对于有抗凝禁忌的急性肺栓塞患者，为防止下肢深静脉大块血栓再次脱落阻塞肺动脉，可考虑放置下腔静脉滤器，建议应用可回收滤器，通常在 2 周之内取出。一般不考虑永久应用下腔静脉滤器。

患者出院前胃肠外抗凝治疗序贯为新型口服抗凝药物的治疗。新型口服抗凝药物包括利伐沙班、阿哌沙班、达比加群等。利伐沙班在使用初期需给予负荷剂（利伐沙班 15mg，2 次 / 日，3 周；阿哌沙班 10mg，2 次 / 日，1 周）；如果选择达比加群或者依度沙班，应先给予胃肠外抗凝药物 5 ~ 14 日。新型口服抗凝（NOAC）药有不需要常规监测、使用方便、与食物的相互影响较小等优点。但该类药物不建议使用在有胃肠道肿瘤及泌尿系肿瘤或出血的患者中。也不建议在抗磷脂抗体综合征的患者中。肿瘤患者中，如不能耐受低分子肝素，可使用 NOAC。

关于抗凝的疗程：肺栓塞患者抗凝疗程至少 3 个月。超过 3 个月后，成为延展期抗凝治疗。根据最新的 ESC 指南，除一过性重大的可逆的栓塞危险因素，其余的患者都不建议停用抗凝药物。但在抗凝的同时要密切关注出血情况，包括皮肤牙龈鼻出血、咯血、消化道、泌尿道出血等。评估出血和栓塞的风险，患者可在 6 个月后适当降低抗凝药物的剂量。利伐沙班可减量为 10mg/d。不能耐受抗凝药物的患者，阿司匹林 100mg/d，也有一定程度的预防肺栓塞复发的作用。

住院期间给予低分子肝素抗凝。低分子肝素平均分子量 4000 ~ 5000D，抗凝血 Xa 因子作用大于抗 Ⅱ a 因子，无须监测活化部分凝血活酶时间。NOAC 一般情况下是不需要进行监测的。根据指南推荐的剂量使用即可，但要关注患者使用后是否有出血的情况。监测抗 Xa 活性可反映利伐沙班对 FXa 的抑制程度[3]。该患者合并脑出血，需要更加精确的了解抗凝的强度。我们监测了患者抗 Xa 活性，通常抗 Xa 活性控制在 0.6 ~ 1.0 较好。考虑到患者出血风险高，住院期间抗 Xa 一直在比较低的范围（0.2 ～ 0.32），抗凝剂量增加后，症状、心肌酶、D- 二聚体明显较前改善。于 2021 年 3 月 31 日更换为利伐沙班 10mg 2 次 / 日后，2021 年 4 月 7 日出院前复查抗 Xa 活性为 1.52，明显偏高。患者无明显新发出血及脑出血加重情况，但考虑到脑出血风险，笔者认为仍需要适当降低利伐沙班的药物剂量，减少出血风险。

急性肺栓塞后患者需要定期门诊进行随访。评估患者的症状，是否有右心功能不全，肺栓塞残留及慢性血栓栓塞性肺动脉高压（CETPH），抗凝药物是否规范，是否有出血。可行心脏彩超、CTPA、VQ 显像及 NT-proBNP 等检查，发现有残余血栓的证据需及时转入肺血管治疗的专业中心行 CTEPH 或慢性血栓栓塞性肺疾病（CTED）的诊治。

四、病例点评

栓塞和出血永远是静脉血栓栓塞症（VTE）管理中最重要的一对矛盾，任何需要溶栓或抗凝治疗的患者都要进行出血风险评估，治疗的选择（包括溶栓、抗凝、介入、支持治疗）一定要基于栓塞与出血风险的平衡。

该患者已经明确为高危肺栓塞患者，按常规应该给予积极的溶栓治疗，但存在活动性脑出血的绝对禁忌证，导管内溶栓也有加重脑出血的风险，并且该患者肺动脉主干并无明显大的栓子。因此权衡利弊，积极保持患者生命体征和脑出血止血成为此时的最佳治疗。后期随着生命体征的稳定、脑出血的停止，从小剂量开始给予抗凝治疗，并逐步增量到治疗剂量；同时安装临时性下腔静脉滤器，防治下肢栓子的脱落。最终该患者获得痊愈出院的最佳结局。

从该病例中，可以看出多学科团队合作（MDT）的重要性。不同时期，患者的病情进展不同，采取的诊疗策略也不同。多学科团队（MDT）针对个案展开深入讨论，这对选择此时此刻的最佳诊治策略尤为重要。

（病例提供者：刘　崇　丁永杰）

（点评专家：时国朝）

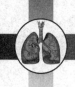

参考文献

[1] 中华医学会呼吸病学分会肺栓塞与肺血管病学组，中国医师协会呼吸医师分会肺栓塞与肺血管病工作委员会，全国肺栓塞与肺血管病防治协作组 . 肺血栓栓塞症诊治与预防指南 [J]. 中华医学杂志，2018，98（14）：1060-1087.doi：10.3760/cma.j.issn.0376-2491.2018.14.007.

[2]Konstantinides SV，Meyer G，Becattini C，et al.The Task Force for the diagnosis and management of acute pulmonary embolism of the European Society of Cardiology（ESC）.2019 ESC Guidelines for the diagnosis and management of acute pulmonary embolism developed in collaboration with the European Respiratory Society（ERS）：The Task Force for the diagnosis and management of acute pulmonary embolism of the European Society of Cardiology（ESC）[J].Eur Respir J，2019，54（3）：1901647.doi：10.1183/13993003.01647-2019.PMID：31473594.

[3]Francart SJ，Hawes EM，Deal AM，et al.Performance of coagulation tests in patients on therapeutic doses of rivaroxaban.A cross-sectional pharmacodynamic study based on peak and trough plasma levels[J].Thromb Haemost，2014，111（6）：1133-1140.doi：10.1160/TH13-10-0871.Epub 2014 Jan 9. PMID：24401946.

病例7　淋巴瘤继发闭塞性细支气管炎

一、病历摘要

（一）病史简介

患者男性，39 岁，慢性病程。因"发现淋巴结肿大 10 个月，皮肤疱疹 5 个月，咳嗽、气急 3 个月"入院。

2018 年 9 月患者意外发现腹股沟肿块，进一步检查发现全身多发淋巴结肿大，行左腹股沟和腹膜后淋巴结穿刺，病理提示滤泡性淋巴瘤Ⅰ级，患者考虑自身情况暂不愿化疗，遂于 2018 年 10 月起予干扰素 300 万单位隔日一次治疗。2019 年 1 月患者口腔出现舌苔白纹，疼痛，吞咽困难，于外院口腔科就诊，予暂停干扰素治疗。2019 年 1 月 26 日出现口腔黏膜糜烂，咳血痰，于外院住院，给予甲硝唑、舒普深（注射用头孢哌酮钠舒巴坦钠）抗感染治疗 1 周，无明显好转。后出现高热，口唇黏膜糜烂，结膜充血，先后予大扶康（氟康唑胶囊）、阿昔洛韦、特治星（注射用哌拉西林钠他唑巴坦钠）、去甲万古霉素、卡泊芬净、伏立康唑抗感染治疗，以及静脉注射丙种球蛋白 15g 1 次 / 日免疫治疗。患者口腔黏膜无好转，并出现四肢皮肤多处水疱样皮疹，后蔓延至全身。2019 年 2 月 11 日于我院行皮肤活检，右前臂皮损处病理示表皮下水疱伴表皮再生可能。进一步查抗桥粒芯糖蛋白 1 抗体 39.70U/ml，抗桥粒芯糖蛋白 3 抗体 153.90U/ml，间接免疫荧光 IgG 弱阳性，直接免疫荧光 IgG 阳性，棘细胞间荧光沉积。诊断寻常型天疱疮。予卤米松、他克莫司外涂，激素漱口后好转。2019 年 4 月患者出现咳嗽、气促，无发热，胸部 CT 示（病例 7 图 1）：两肺轻度支气管扩张，纵隔及两侧腋窝多发淋巴结肿大，我科会诊后考虑闭塞型细支气管炎可能，予甲强龙 80mg 1 次 / 日 ×6 日，气急有所好转，甲强龙逐步减量改口服后出院。2019 年 5 月复查胸部 CT 示两肺轻度支扩，纵隔及双侧腋窝淋巴结较前略缩小。CMV-DNA 1×10^{3}U/ml，予静脉注射丙种球蛋白 15g×4 日＋伐昔洛韦抗病毒治疗。2019 年 5 月 30 日行 R-CHOP 方案化疗。2019 年 6 月 12 日出现气急伴干咳，胸片（－），给予可乐必妥（左氧氟沙星片）、舒利迭（沙美特罗替卡松气雾剂）等治疗。2019 年 6 月 14 日出现发热，动脉血氧饱和度 93%。2019 年 6 月 18 日查胸部 CT 两肺斑片影较前增多（病例 7 图 2）。予甲强龙 80mg 1 次 / 日＋抗感染＋静脉注射丙种球蛋白治疗。2019 年 7 月 3 日甲强龙减量至 60mg 1 次 / 日＋环孢素治疗。2019 年 7 月 14 日出现呼吸困难，面罩及双通道吸氧 20L 仍呼吸急促，甲强龙 80mg 1 次 /12 小时，加吸入性糖皮质激素（ICS）＋短效 β_2 受体激动药（SABA）雾化，调整抗生素为美罗培南＋万古霉素＋伏立康唑。为进一步诊治，从血液科转入我科治疗。患者既往无慢性基础疾病、无手术史、无过敏史，无有毒有害物质接触史。

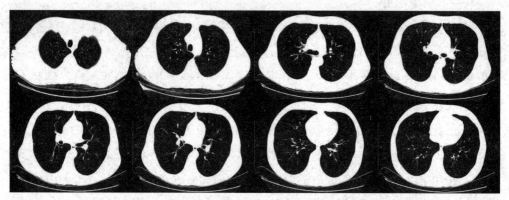

病例7图1　2019年4月7日胸部CT：两肺支气管扩张伴散在感染灶

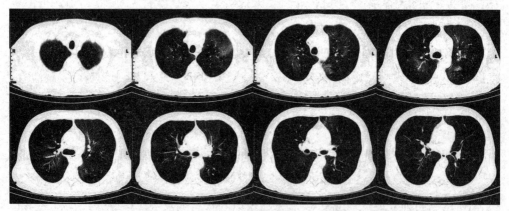

病例7图2　2019年6月18日胸部CT：两肺散在斑片影，
可见空气潴留征，近端支气管轻度扩张

（二）体格检查

体温 37.5℃，脉搏 124 次 / 分，呼吸 22 次 / 分，血压 156/107mmHg。神清，精神萎，满月脸，皮肤陈旧性皮疹（病例 7 图 3），无黄染。双肺呼吸音清晰，心率 124 次 / 分，律齐，无病理性杂音。腹平软，无压痛及反跳痛，双下肢无水肿，NS（−）。鼻导管吸氧 5L/min，指脉氧 91%。

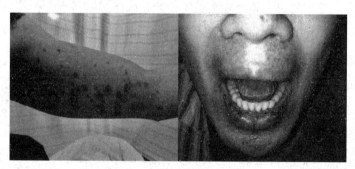

病例7图3　上肢见散在色素沉着及结痂，唇部可见散在红斑、浅糜烂面及结痂

（三）辅助检查

血气分析：（吸氧 5L/min）酸碱度 7.40，氧分压 10.69kPa，二氧化碳分压 6.17kPa，动脉血氧饱和度 96.4%，标准碳酸氢根 26.4mmol/L，剩余碱 3.2mmol/L。

血常规：白细胞计数 6.69×10^9/L，中性粒细胞 % 94.9%，淋巴细胞 % 2.3%，血红蛋白 112g/L，血小板计数 153×10^9/L。

C 反应蛋白 6mg/L。

生化：门冬氨酸氨基转移酶 98U/L ↑，丙氨酸氨基转移酶 59U/L ↑，PAL 190U/L ↑，γ − 谷氨酰转移酶 454U/L ↑，总胆红素 15.7μmol/L，直接胆红素 4.2μmol/L，总蛋白 54g/L ↓，白蛋白 31g/L ↓，尿素氮 7.2mmol/L ↑，肌酐 27μmol/L ↓，尿酸 119μmol/L ↓，钠 136mmol/L，钾 3.78mmol/L，氯 97mmol/L，二氧化碳 30.3mmol/L，钙 2.17mmol/L，磷 0.90mmol/L，乳酸脱氢酶 475U/L ↑，肌酸激酶 37U/L，肌酸激酶同工酶 2.6ng/ml，肌红蛋白 71.8ng/ml ↑，肌钙 I 0.03ng/ml。

NT−proBNP：1064.0 ↑ pg/ml。

血培养：人葡萄球菌：万古霉素、四环素、利奈唑胺、复方新诺明、庆大霉素、替加环素敏感。

咽拭子培养：大肠埃希菌：头孢他定、头孢曲松、亚胺培南等敏感，ESBL 阴性。

痰培养：嗜麦芽窄食胞菌：复方新诺明、左氧氟沙星、米诺环素敏感。

呼吸道 15 联病毒：均阴性。

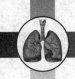

二、诊治过程

结合患者上述现病史、体征和实验室检查，临床诊断考虑为：免疫抑制宿主肺炎（双侧，Ⅰ型呼吸衰竭）、闭塞性细支气管炎、滤泡性非霍奇金淋巴瘤（ⅢB期）、寻常型天疱疮（副肿瘤性天疱疮）。患者入院予高流量吸氧（40L/min，吸入氧浓度30%，动脉血氧饱和度99%左右），予甲强龙初始剂量：80mg 1次/12小时，2019年7月24日复查胸部CT较前好转后减量为40mg 1次/12小时；并根据环孢素血药浓度调整环孢素药物剂量，同时万古霉素＋美罗培南＋伏立康唑抗感染，2019年7月26日复查肝酶升高，停伏立康唑，并加用阿拓莫兰＋天晴甘美（异甘草酸镁注射液）保肝治疗。此外使用了兰苏（盐酸氨溴索口服溶液）化痰、阿斯美（复方甲氧那明胶囊）止咳、奥克（奥美拉唑肠溶胶囊）护胃、钙尔奇补钙、氯化钾缓释片补钾、弥可保（甲钴胺片）营养神经、倍他乐克控制心室率等。经治疗后患者吸氧需求明显下降（病例7表1）。

病例7表1　治疗后患者吸氧需求明显下降

	7月18日（鼻导管）	7月19日（高流量）	7月20日（高流量）	7月23日	7月26日（鼻导管）	7月29日
吸氧浓度	5L/min 吸入氧浓度 ≈41%	40L/min 吸入氧浓度 30%	40L/min 吸入氧浓度 30%	未吸氧	5L/min 吸入氧浓度 ≈41%	未吸氧
指脉氧	91%	99%	99%	91%	95%	92%

三、病例讨论

1. 患者滤泡性霍奇金淋巴瘤病史，继发副肿瘤性天疱疮病史，后出现反复发作性呼吸困难，伴肺内新发斑片影，如何鉴别诊断？

患者发现肺部新发斑片影，早期仅有肺内支气管轻微扩张伴散在沿支气管束分布的少许斑片影，曾使用低剂量甲强龙静脉抗感染治疗［0.5g/（kg·d）］症状短期明显好转，符合闭塞性细支气管炎激素敏感的特点。此次入院时患者呼吸道症状较前明显较重，经鼻导管吸氧已无法改善氧合水平，同时在血液科已按照原方案激素［0.5g/（kg·d）］治疗1周，但患者症状改善不明显，是否存在合并感染，或者淋巴瘤新发肺内浸润，有待鉴别。经我院MDT讨论后，目前肺部新发感染不能完全排除，该患者曾有多次细菌培养阳性结果，血培养见人葡萄球菌，咽拭子培养见大肠埃希菌，痰培养见嗜麦芽窄食胞菌，遂根据培养结果的药敏选择相应静脉抗生素治疗，同时患者 1 个月前曾有巨细胞病毒（CMV）病毒感染病史，但 CMV 复制较前减少，伐昔洛韦治疗状态下出现新发病毒性肺炎可能性不大，同时呼吸道常见病毒 15 联检测均阴性，合并病毒性肺炎可能性不大，故在后续治疗中检测 CMV 核酸复制水平停用了伐昔洛韦抗病毒治疗。另一方面，我们担心患者是否出现了淋巴瘤急性恶化合并了肺内淋巴瘤的浸润表现，肺内淋巴瘤浸润的影像学特征以肺部实变伴支气管充气征、血管造影征常见，多以单一肺叶受累为主，多叶病灶的相对少，也可表现为肺内肿块，部分可有肺内磨玻璃结节，磨玻璃结节的病理表现多为间质性肿瘤细胞浸润。本例病灶新发斑片影以沿支气管束分布，多叶受累，与常见间质性受累的磨玻璃改变不同，同时患者短期内行 CHOP 方案化疗，与血液科 MDT 后也暂不考虑为淋巴瘤肺内浸润。故而我们最终诊断为免疫抑制宿主肺炎（双侧，Ⅰ型呼吸衰竭）、闭塞性细支气管炎同时存在。

2. 该患者出现闭塞性细支气管炎的发病原因是什么？

闭塞性细支气管炎是以终末细支气管受累为主，表现为严重的、不可逆的阻塞性通气功能障碍的一种小气管病变。起病隐匿，无特异性。进行性、劳力性呼吸困难伴慢性刺激性咳嗽。早期无阳性体征，晚期可闻及吸气末期爆裂音及哮鸣音。早期细支气管黏膜、黏膜下及周围组织淋巴细胞浸润。进展期为细支气管周围向心性纤维化。严重时细支气管管腔可完全闭塞[1]。多见于儿童，成人发生率较低，多有继发因素，包括：宿主移植状态（肺移植、骨髓移植、心脏移植等）、结缔组织疾病（类风湿性关节炎、系统性红斑狼疮）、病毒感染、支原体肺炎、副肿瘤性天疱疮、Stevens-Johnson 综合征、吸入有毒烟雾造成吸入性气管损伤等[2]。该患者出现闭塞性细支气管炎的原因考虑与病程中出现的副肿瘤性天疱疮相关，是一种通常致命性的副肿瘤性皮肤黏膜水疱性疾病，最常由淋巴组织增生性疾病诱发。副肿瘤性天疱疮也称为副肿瘤性自身免疫性多器官综合征（PAMS），一种与肿瘤伴发的自身免疫性综合征，肿瘤抗原引起的抗原抗体反应，产生大量的自身抗体。这种抗体可以与机体多个系统器官如皮肤黏膜的某些类似抗原性的成分发生交叉性免疫反应，出现临床症状，造成这些器官的功能障碍。临床表现呈多器官性，患者可有多处较重的黏膜损害，可累及支气管、食管、肠道和外阴等黏膜。累及气管时可表现为闭塞性细支气管改变。PAMS 通常具有快速致死性，绝大部分患者在确诊后几个月内死亡，通常死于感染或呼吸衰竭所致的多器官系统衰竭[3]。2/3 的 PAMS 患者在首次发生皮肤黏膜疹时就已知患有恶性肿瘤，这些肿瘤按发生率依次为：非霍奇金淋巴瘤（见于40%以上的PAMS患者）、慢性淋巴细胞性白血病（30%）、Castleman病（10%）和胸腺瘤（6%）[4]。

3. 闭塞性细支气管炎的治疗策略，激素使用策略。

目前对于闭塞性细支气管炎的治疗方案并没有统一的循证医学证据。激素是目前闭塞性细支气管炎治疗中运用最为广泛的治疗方案，但其具体的量和疗程仍存在争议，目前常规疗程为1mg/（kg·d），疗程2周[2]。而后逐步减量，并预防性使用抗生素治疗，通常疗程要持续6个月以上。同时有学者指出联合吸入性糖皮质激素治疗，或可早期改善患者的肺功能情况[5]。免疫制剂如环孢素、他克莫司等，建议根据血环孢素浓度、他克莫司浓度调整用量。此外还有学者指出可考虑使用大环内酯类抗生素改善患者的病情[6]。也有文献报道使用乙酰半胱氨酸可改善肺纤维化、帮助痰液排除从而改善患者肺功能情况[7]。

四、病例点评

副肿瘤性天疱疮（paraneoplastic pemphigus，PNP）一个相对少见但致命的疾病，是某些肿瘤特别是非霍奇金淋巴瘤、慢性淋巴细胞性白血病所触发的自身免疫性疾病，患者可能出现皮肤黏膜的表现如难治性口腔炎，然后出现闭塞性支气管炎（BO）的表现如呼吸困难、肺部渗出，预后不良，常常死于呼吸衰竭。因为涉及多个学科，该疾病常常被误诊，延误治疗。因此当出现淋巴瘤、皮肤黏膜损害（皮肤天疱疮）和肺部临床表现，就应该想到此病。特别是当胸部CT显示气体陷闭（air trapping），没有其他原因可以解释；肺功能检查显示短期内出现的支气管舒张试验阴性的重度气流受限，及时多学科讨论（MDT），及时诊断和治疗。

鉴别诊断方面同意虞医师的意见。血液系统肿瘤或血液系统肿瘤化疗后出现肺部渗出，既要考虑血液肿瘤或化疗导致机体抵抗力下降引发的感染，或者是血液肿瘤肺部浸润。我们还需要考虑是免疫反应引起的肺部渗出，如药物引起的免疫反应。本病例是肿瘤相关的皮肤黏膜、肺部免疫反应，可能与药物反应无关，所以更容易忽视。

副肿瘤性天疱疮（PNP）是自身抗体介导的黏膜皮肤疾病。PNP的自身抗体不仅可结合于皮肤黏膜的结构，也可能结合于支气管黏膜，这就可以解释为何该患者同时有皮肤黏膜和肺部病变。由于少见，因此目前缺乏PNP治疗的指南，总体上加强淋巴瘤自身的免疫和化学治疗可能改善PNP相关BO和淋巴瘤患者的预后。

（病例提供者：虞有超）

（点评专家：时国朝）

参考文献

[1]Aguilar PR, Michelson AP, Isakow W.Obliterative Bronchiolitis[J]. Transplantation, 2016, 100（2）: 272-283.doi : 10.1097/tp.0000000000000892.

[2]Meyer KC, Raghu G, Verleden GM, et al.An international ISHLT/ATS/ ERS clinical practice guideline : diagnosis and management of bronchiolitis obliterans syndrome[J].The European respiratory journal, 2014, 44（6）: 1479-1503.doi : 10.1183/09031936.00107514.

[3]Kim JH, Kim SC.Paraneoplastic Pemphigus : Paraneoplastic Autoimmune Disease of the Skin and Mucosa[J].Frontiers in immunology, 2019, 10: 1259.doi : 10.3389/ fimmu.2019.01259.

[4]Sehgal VN, Srivastava G.Paraneoplastic pemphigus/paraneoplastic autoimmune multiorgan syndrome[J].International journal of dermatology, 2009, 48（2）: 162-169. doi : 10.1111/j.1365-4632.2009.03995.x.

[5]Bergeron A, Chevret S, Chagnon K, et al.Budesonide/Formoterol for bronchiolitis obliterans after hematopoietic stem cell transplantation[J].American journal of respiratory and critical care medicine, 2015, 191（11）: 1242-1249.doi : 10.1164/rccm.201410- 1818OC.

[6]Kesten S, Chaparro C, Scavuzzo M, et al.Tacrolimus as rescue therapy for bronchiolitis obliterans syndrome[J].The Journal of heart and lung transplantation : the official publication of the International Society for Heart Transplantation, 1997, 16（9）: 905-912.

[7]Kim SW, Rhee CK, Kim YJ, et al.Therapeutic effect of budesonide/formoterol, montelukast and N-acetylcysteine for bronchiolitis obliterans syndrome after hematopoietic stem cell transplantation[J].Respiratory research, 2016, 17（1）: 63.doi : 10.1186/ s12931-016-0380-1.

病例8　肺出血型钩端螺旋体病

一、病历摘要

（一）病史简介

患者女性，55岁，农民，原籍江西上饶。因"乏力、恶心20余天伴少尿4天"入院。入院20余天前，患者从水稻田收完稻谷回到家后，自觉乏力，肌肉酸痛，当时未予重视。后乏力加重，并出现发热（38℃左右）、恶心、食欲缺乏、头痛、胸闷，偶有咳痰，痰中带血丝。入院前4天前患者出现尿量减少，当地医院就诊，血常规提示：白细胞计数 $11.5 \times 10^9/L$，中性粒细胞 % 92.4%，淋巴细胞 % 4.3%，血红蛋白81g，血小板计数 $31 \times 10^9/L$；C反应蛋白187.2mg/L；肾功能示：肌酐 526.0μmol/L，尿酸 526.0μmol/L，尿素氮 25.2mmol/L；动脉血气示：氧分压34.9mmHg，二氧化碳分压37.7mmHg（未吸氧）；尿常规阴性；胸部CT提示两肺弥漫病变，炎性改变可能。外院考虑患者急性肾功能不全，转至我院就诊。患者病程中否认皮疹、胸痛、腹痛腹胀、腹泻等不适。家属诉患者平时体健，否认基础疾病、手术外伤史、过敏史、相关家族遗传病史。患者平时未行体检，无基础血常规、生化指标数据。

（二）体格检查

体温37.0℃，心率96次/分，呼吸25次/分，血压129/69mmHg。神清，精神萎靡，贫血貌，皮肤无黄染，黏膜无瘀点瘀斑，双足底部皮肤破损。呼吸平稳，双肺呼吸音清晰，未闻及明显干湿啰音。律齐，心界无扩大，未闻及明显病理性杂音。腹平软，全腹无压痛、反跳痛，肝脾肋下未及，移动性浊前音（-），双下肢无水肿。

（三）辅助检查

血常规：白细胞计数 $8.48 \times 10^9/L$，中性粒细胞 % 77.2%，淋巴细胞 % 16.1%，血红蛋白78g/L，血小板计数 $29 \times 10^9/L$。

动脉血气：酸碱度7.43，氧分压89mmHg，二氧化碳分压28mmHg，动脉血氧饱和度 98%，剩余碱 –4.8mmol/L（面罩吸氧 10L/min）。

生化：白蛋白 29g/L，肌酐 543μmol/L，尿素氮 31mmol/L。

凝血六项：D- 二聚体 1.26mg/L，余正常。

心肌酶：乳酸脱氢酶 309U/L；NT–proBNP：237.3pg/ml。

尿常规、便常规、电解质、肝功能无异常。

炎性指标：血沉 115mm/h，C 反应蛋白 66mg/L。

细胞因子系列：IL–2R 1545U/ml，IL–6 10.7pg/ml。

内毒素阴性，降钙素原 0.23ng/ml。

G 试验及 GM 试验阴性。

呼吸道 15 联检、病毒九联检：均阴性。

T–spot 结核感染 T 细胞 A 抗原 0；B 抗原 39；痰结核菌涂片和培养阴性。

痰培养：细菌和真菌培养均阴性；痰涂片：见酵母样菌。

自身抗体 ANA、ENA、ANCA、抗 GBM 抗体：均阴性。

类风湿因子 28.5U/L。

狼疮抗凝物 1.12，抗心磷脂 IgG 抗体 106.2GPL/ml ↑，抗心磷脂 IgM 抗体 125.4MPL/ml ↑。

抗 β_2 糖蛋白 1 IgG/A/M 抗体定性：阳性。

血清、尿免疫固定电泳阴性。

24 小时尿蛋白 159mg/24h ↑（24h 尿量 0.80L）。

2020 年 10 月 20 日（入院前一天）影像学检查：胸部 CT 平扫：两肺弥散渗出及实变影，两侧少量胸腔积液（病例 8 图 1）。头颅 CT 平扫、上腹部 CT 平扫、盆腔 CT 平扫均未见明显异常。腹部 B 超：双肾、输尿管、膀胱彩色超声示双肾大小正常范围，双肾实质回声增强，余未见明显扩张。

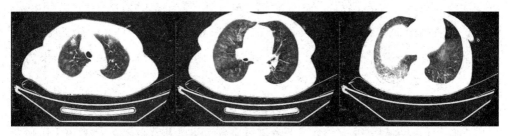

病例8图1　胸部CT平扫显示两肺弥散渗出及实变影，两侧少量胸腔积液

二、诊治过程

根据患者病史、影像学表现、生化检查结果，入院诊断为：①双肺弥散性病变性质待定；②Ⅰ型呼吸衰竭；③肾功能不全；④贫血；⑤血小板减少症。但患者肺内病灶是感染所致还是非感染性疾病仍不明确，为明确病因，入院当天即行床边气管镜检查（病例8图2），同时取外周血和肺泡灌洗液标本进行 mNGS DNA 检测（病例8图3）。完善检查同时，给予吸氧（鼻导管 5 ~ 6L/min），莫西沙星 0.4g 1 次 / 日；甲强龙 40mg 1 次 / 日经验性抗感染治疗，以及促红细胞生成和升血小板治疗。

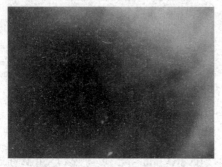
病例8图2　2020年10月21日床边气管镜

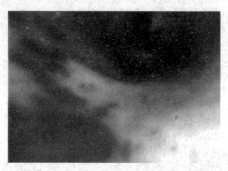
病例8图3　床边气管镜下肺泡灌洗液

床边气管镜见气管壁上陈旧性血迹，黏膜下散在出血点；两侧支气管各叶、段、亚段支气管通畅，黏膜充血水肿，有陈旧性血迹，少许淡血性分泌物；予以右中叶灌洗，共灌洗两次，均为血性，第二次颜色略深于第一次。等待各项实验室检查报告的过程中，经过多学科 MDT 讨论，考虑患者弥漫性肺泡出血诊断成立，继续莫西沙星抗炎，因氧合改善不明显（氧合指数 250 左右），甲强龙加量至 40mg，1 次 /8 小时应用，其余对症治疗维持。3 日后复查生化指标，血红蛋白从 79g/L 升至 84g/L，血小板计数从 47×10^9/L 升至 115×10^9/L，肌酐从 439μ mol/L 降至 263μ mol/L，尿量基本恢复平常（1500ml/d），体温正常，氧合好转，仍有咳嗽、咳痰、偶有痰中少量血丝。2020 年 10 月 23 日患者 BALF NGS 提示：钩端螺旋体，序列数 1；白色念珠菌，序列数 3828；烟曲霉，序列数 676；BALF 培养结果为烟曲霉。

至此，考虑患者诊断为肺出血型钩端螺旋体病。再次回顾患者病史，患者发病前曾赤脚到稻田收割稻谷，并且足部有皮肤破损，可能是病原菌入侵途径。送患者血清标本到疾控中心进行钩端螺旋体抗体检测，结果提示犬型钩端螺旋体抗体效价 1：800。请感染科会诊，调整抗生素为青霉素 40 万 U 1 次 /8 小时＋莫西沙星 0.4g

1 次 / 日＋伏立康唑 0.1g 1 次 /12 小时，同时甲强龙减至 40mg，1 次 / 日，后患者乏力、咳嗽、痰血渐止，氧合指数 400 以上，复查生化提示肌酐逐渐恢复至正常范围，血小板恢复正常，轻度贫血。2020 年 10 月 27 日复查胸部 CT（病例 8 图 4），两肺病灶较前明显吸收好转。

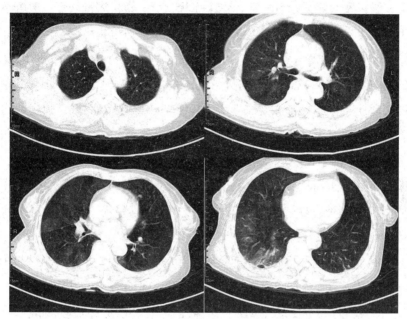

病例8图4　2020年10月27日胸部CT平扫：肺部阴影有显著吸收

三、病例讨论

该患者起病时要表现为肾功能不全的症状，恶心、食欲缺乏、乏力伴少尿，初诊时生化结果符合肾衰竭，肌酐、尿酸、尿素氮明显升高，中度贫血，肾脏 B 超提示两侧肾脏大小基本正常，那么急性肾功能不全的原因是什么呢？需要注意的是该患者尿常规阴性，但存在血小板减少，Ⅰ型呼吸衰竭，影像学表现为两肺弥漫磨玻璃样渗出影，这时需要考虑并非肾脏疾病引起的急性肾功能不全，结合患者临床表现有胸闷、痰血，入院时气管镜肺泡灌洗液呈血性，后一次比前一次颜色加深，至此，弥漫性肺泡出血（DAH）诊断成立[1]。

接下来，我们需要鉴别 DAH 的病因。DAH 包括全身性自身免疫疾病，抗中性粒细胞胞质抗体、抗肾小球基底膜抗体相关性疾病，二尖瓣狭窄，感染，药物中毒或过敏，吸入毒物等，部分病因至今尚不明了[2]。各种疾病可因不同的发病机制引起广泛的肺泡毛细血管损伤，进而发生 DAH[1][3]。那么对于这个患者，根据病史，我们先从自身免疫性疾病和感染性疾病两个最常见的方面入手。入院后我们即完善了自身免疫方面的生化检查，同时行痰病原学检查，外周血及 BALF 的 mNGS DNA 检测。在等待结果回报的过程中，观察到患者氧合改善不明显，氧合指数在 250 左右，抗感染保护的情况下，甲强龙加量至 120mg/d 抗炎。

抗炎、激素及对症治疗后，患者临床症状有所好转，尿量恢复，肌酐下降，贫血、血小板减少有所恢复，氧合逐渐好转。免疫相关血检指标回报均阴性，排除了系统性红斑狼疮（SLE）、ANCA 相关性原发性肺血管炎、Goodpasture 综合征及其他少见的自身免疫相关 DAH，如抗磷脂抗体综合征、白塞病等，请风湿免疫科会诊，单纯心磷脂抗体阳性临床意义不大。BALF mNGS 报告回报，检测到钩端螺旋体和烟曲霉，外周血 mNGS 阴性，BALF 培养到烟曲霉。那么钩端螺旋体和烟曲霉感染能否解释这个患者的临床症状和生化异常呢？

钩端螺旋体病（简称钩体病）是由各种不同型别的致病性钩端螺旋体（简称钩体）所引起的一种急性全身性感染性疾病，属自然疫源性疾病，鼠类和猪是两大主要传染源[4]。夏收秋种季节发病最多，又叫"打谷黄"或"稻热病"，潜伏期 2 ~ 20 日。疾病早期也称钩体血症期，多在起病后 3 日内，本期突出的表现是：发热、头痛、全身乏力、眼结膜充血、腓肠肌压痛、全身表浅淋巴结肿大。本期还可同时出现消化系统症状如恶心、呕吐、纳呆、腹泻；呼吸系统症状如咽痛、咳嗽、咽部充血、扁桃体肿大。部分患者可有肝、脾大，出血倾向。疾病中期也称器官损伤期，在起病后 3 ~ 14 日，此期患者经过了早期的感染中毒败血症之后，出现器官损伤表现，如咯血、肺弥散性出血、黄疸、皮肤黏膜广泛出血、蛋白尿、血尿、管型尿和肾功能不全、脑膜脑炎等。此期的临床表现是划分以下各型的主要依据，分为：流感伤寒型、肺出血型、黄疸出血型、肾衰竭型、脑膜脑炎型。第三期就是恢复期，患者热退后各种症状逐渐消退，但也有少数患者退热后，经过几日到 3 个月左右再次发热，出现症状，称后发症。表现为后发热、眼后发症、神经系统后发症、胫前热等症状[5][6]。

再次追问患者病史，患者是在收割水稻后 2 日发病，且患者干农活时习惯赤脚，入院时查体也发现，患者双侧足跟部都有皮肤破损，由此推测稻田中存在的致病性钩端螺旋体从皮肤破损处侵袭，之后患者的临床表现都符合"肺出血型钩端螺旋体病"的特点。NGS 结果回报后，该患者血清标本送至疾控中心进行钩端螺旋体抗体检测，结果提示犬型钩端螺旋体抗体效价 1 ：800。

钩端螺旋体病的治疗，一般强调早期卧床休息，对症退热，保持体液与电解质的平衡。肺弥漫性出血型钩端螺旋体病的治疗主要强调抗生素使用，一般使用青霉素类；适量肾上腺皮质激素应用；补液支持治疗。轻型钩端螺旋体病例或亚临床型病例预后良好，而重型病例或住院病例病死率则较高。

钩端螺旋体病是一种传染病，预防和管理需采取综合的措施，这些措施应包括动物宿主的消灭和管理，疫水的管理、消毒和个人防护等方面[4]。该患者恢复较快，出院时我们也嘱咐患者加强个人防护，干农活时穿戴专用工作服，注意个人卫生。出院后 3 个月电话随访，患者无后发症表现，预后良好。

四、病例点评

钩端螺旋体病作为一种传染性疾病，若得不到及时的诊断，死亡率较高。肺部表现的钩端螺旋体病主要症状为咯血或痰中带血。因此，我们在咯血的鉴别诊断中，除了常见的非感染性和感染性病因外，结合该患者为农民，近期有赤脚下水的活动，有肾功能损害，要考虑钩端螺旋体病的可能，并给予相应检查。

该病例除痰病原学检查外，还进行了外周血和 BALF mNGS 检测。结果显示患者 BALF NGS 提示钩端螺旋体，序列数 1；白色念珠菌，序列数 3828；烟曲霉，序列数 676。根据 NGS 结果，将血清标本送至疾控中心进行钩端螺旋体抗体检测，结果提示犬型钩端螺旋体抗体阳性，这导致该患者较快地确定诊断，并给予积极治疗，患者获得了良好的预后。

原则上临床怀疑病原微生物感染，常规方法未得到明确病原学证据而影响临床救治时，推荐 mNGS。mNGS 可检测难培养、罕见或新发病原微生物，可同时给出多种病原微生物信息；在必要或紧急情况下，如危急重症、疑难感染、群体性感染事件等，可考虑作为一线检测方法。

推荐疑难危重症情况下开展 NGS，并不否定病史询问、常规体检、经典实验室检查的重要性。症状和体征是提供诊断线索的关键因素，对病史的询问和全身查体应力求细致全面。完整而全面的鉴别诊断思路对于正确选择诊断性检查项目至关重要。

（病例提供者：周　灵）

（点评专家：时国朝）

参考文献

[1] 倪磊，李庆云 . 应重视弥漫性肺泡出血综合征的诊治策略 [J]. 内科理论与实践，2016，11（4）：202-204.

[2]André Terras Alexandre，Artur Vale，Teresa Gomes.Diffuse alveolar hemorrhage：how relevant is etiology？ [J].Sarcoidosis Vasc Diffuse Lung Dis，2019，36（1）：47-52.

[3] 张钰珊，赵子文，梁志科，等 . 弥漫性肺泡出血的诊断和治疗 [J]. 实用医学杂志，2016，32（19）：3200-3204.

[4] 邹小静，皮定芳，田德英 . 钩端螺旋体病的研究进展 [J]. 国际流行病传染病学杂志，2008，4（35）：132-135.

[5] 刘慧兰 . 肺弥漫性出血型钩端螺旋体病 20 例病例分析 [J]. 医学理论与实践，2008，21（2）：185-186.

[6]Thales De Brito，Ana Maria Gonçalves da Silva，Patrícia Antonia Estima Abreu. Pathology and pathogenesis of human leptospirosis：a commented review[J].Rev Inst Med Trop Sao Paulo，2018，60：e23.

病例9 阻塞性睡眠呼吸暂停合并扩张性心肌病

一、病历摘要

（一）病史简介

患者男性，35岁，肥胖体貌，有夜间打鼾史。住院前3个月前，无明显诱因下出现胸闷，以活动后为主，此后逐渐加重，走平地即出现气喘，伴咳嗽，咳少许白色痰，不伴发热、咯血、胸痛、恶心呕吐等不适，患者因工作忙，未就诊。2周前，上述症状进一步加重，出现腹胀，腹围增大，双下肢水肿，夜间不能平卧，于当地医院就诊，给予"米力农、欣康（单硝酸异山梨酯片）、呋塞米"等治疗1周，患者自觉症状改善不佳。当地医院胸部CT时发现双侧胸腔积液伴心包积液，腹部B超发现肝大、腹腔积液，一系列检查并未明确病因，出院诊断为"多浆膜腔积液原因待查"，患者为求进一步明确诊治，转诊至我院，收治入院。自发病以来，患者精神食欲下降，夜眠欠佳，大小便正常。

既往史：否认高血压、糖尿病、心脏病等慢性病史，否认肝炎、结核等传染病史，否认其他外伤手术史，否认药物过敏史，否认家族遗传病史。

个人史：办公室职员，否认近期旅游史、疫水疫区接触史，否认粉尘毒物及放射性物质接触史。否认烟酒史。

（二）体格检查

体温36.7℃，脉搏105次/分，呼吸22次/分，血压122/74mmHg，BMI 30.67。颈围41cm，腰围119cm。神清，精神可，步入诊室，体型肥胖。皮肤黏膜无发绀及黄染，无三凹征，颈静脉未见怒张。全身浅表淋巴结未及肿大。颈软，气管居中，胸廓对称，右下肺第7肋间起叩诊浊音，右下肺呼吸音较左侧减低，双下肺可闻及少许湿啰音。心尖冲动未见弥散，未触及震颤，叩诊心脏浊音界向两侧扩大，心率105次/分，心律齐，各瓣膜区未闻及明显杂音。腹部隆软，无压痛，肝

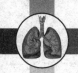

脾肋下未及，移动性浊音（+/−），双下肢水肿。双侧肢体肌力Ⅴ级，生理反射存在，病理征未引出。

（三）辅助检查

1. 外院检查

血常规：白细胞计数 6.33×10^9/L，中性粒细胞 % 74%，血红蛋白 120g/L，血小板计数 202×10^9/L。

肝功能：丙氨酸氨基转移酶 26U/L，门冬氨酸氨基转移酶 30U/L，γ-谷氨酰转移酶 52U/L，总胆红素 28.9μmol/L ↑，直接胆红素 7.9μmol/L ↑，总蛋白 63g/L，白蛋白 39g/L。

心肌蛋白：乳酸脱氢酶 239U/L ↑，肌酸激酶 498U/L ↑，肌酸激酶同工酶 1.9ng/ml，肌红蛋白 48.7ng/ml，TnI 0.02ng/ml。

肿瘤标志物：CEA 5.02μg/L ↑，CA125 85.20U/ml ↑，细胞角蛋白 19 片段 8.35μg/L ↑。

结核感染 T 细胞斑点试验（T-SPOT）：阳性。

血气分析：（吸空气状态）酸碱度 7.42，氧分压 10.28kPa，二氧化碳分压 5.21kPa，氧饱和度 95.7%。

血沉：3mm/h。

C 反应蛋白：6.96mg/dl ↑。

降钙素原：0.29ng/ml。

B 型钠尿肽原：339.4pg/ml ↑。

心电图：ST-T 变化。

肺功能：VC 2.86L，占预计值 50.6%；FEV_1 2.86L，占预计值 58.4%；FEV_1/FVC（%）95.2%。

胸部 CT：双肺散在少许斑片影，双侧胸腔积液，右侧为著；心影增大，心包积液，如病例 9 图 1。

腹部 B 超：肝大，腹腔积液。

胃镜：食管静脉轻度曲张。

肠镜：未见异常。

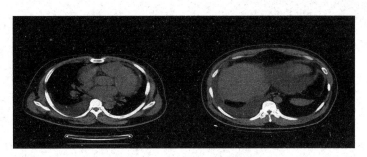

病例9图1 患者胸部CT影像

2. 入院后检查 患者入院后即刻行心脏超声检查，显示：全心增大伴心功能不全（EF 26%），轻度二尖瓣关闭不全，肺动脉高压（收缩压 58mmHg）伴轻度三尖瓣关闭不全，少量心包积液。胸腔穿刺抽液显示胸腔积液外观黄色澄清，淋巴88%，中性多核 7%，间皮 5%，总蛋白 17g/L，乳酸脱氢酶 77U/L，CEA 0.89ng/ml，ADA 6U/L，未找到脱落细胞及抗酸杆菌。

DIC 全套、免疫指标、肝炎病毒：均为正常范围。

血糖、血脂全套：总胆固醇 2.63mmol/L，高密度脂蛋白 0.92mmol/L，余正常范围。

腹部 CT（复查）：肝大，腹腔少量积液，腹壁皮下软组织水肿；左肾结石，双侧肾前筋膜增厚，副脾结节显示。

盆腔 CT：盆部皮下软组织水肿，下腹部及盆腔少量积液。

肺动脉 CTA：双侧肺动脉 CT 血管造影未见明显异常，附见心影增大、双侧胸腔积液、心包积液。

冠脉造影：冠脉血管大致正常。

颈、椎动脉 B 超：双侧椎动脉阻力指数增高。

下肢血管 B 超：双侧下肢动脉部分点状斑块形成，双侧下肢股、腘静脉血流通畅。

24 小时动态血压：24 小时平均 116/81mmHg，白天平均 116/79mmHg，夜间平均 117/86mmHg，昼夜节律消失，呈反勺型。

二、诊治过程

结合症状和心脏彩超结果，初步诊断为"扩张型心肌病，心功能不全（NYHAⅣ级）"，根据中华医学会心血管病学分会 2018 年颁布的《中国扩张性心肌病诊断和治疗指南》[1]，其病因可分为原发性（家族性、遗传获得性和特发性）和继发

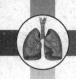

性，继发性扩张型心肌病，需要考虑全身性系统性疾病累及心肌。本例患者5年前出现夜间打鼾，有夜间憋醒及白天嗜睡，但一直未行治疗，因此行全夜多导睡眠图（PSG）监测＋经皮二氧化碳监测，结果提示中度阻塞性睡眠呼吸暂停伴重度低氧血症（睡眠呼吸暂停低通气指数27.9，以低通气事件为主，夜间最低氧饱和度：47%），夜间$TcPCO_2max$ 58mmHg。此外患者BMI＞30，清醒期二氧化碳分压6.42kPa。

结合患者症状、体征、辅助检查，最终诊断考虑为：①肥胖低通气综合征合并阻塞性睡眠呼吸暂停；②扩张型心肌病；③心功能不全（NYHA Ⅳ级）；④肺动脉高压（中度）。治疗上，首先给予无创机械通气（CPAP）治疗，并联合心脏相关治疗，包括利尿（呋塞米20mg 2次/日＋螺内酯20mg 2次/日）、强心（地高辛0.125mg 1次/日）、抑制心肌重构（培哚普利4mg 1次/日），同时每日检查体重及尿量。治疗1周后，患者胸闷气急症状明显改善，复查胸部CT提示胸腔积液基本吸收，其他浆膜腔积液消失，各项异常化验指标改善，故予出院。出院后继续无创通气治疗，随访至今，患者心功能逐渐恢复，肺动脉压力正常（病例9图2，病例9图3）。

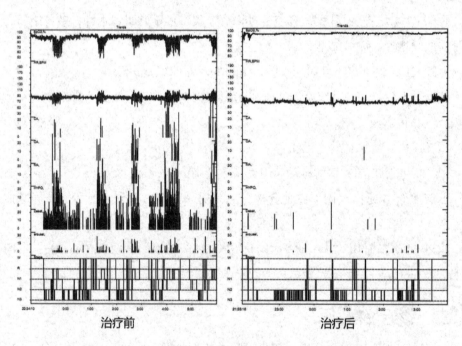

病例9图2　患者接受CPAP治疗前后睡眠期血氧情况对比

	2015-1-6	2015-2-4	2015-3-13	2015-8-25	2016-1-15	2017-2-28	2020-4-10
左房内径（mm）	55	46	45	40	41	41	41
左室舒张末期内径（mm）	68	67	65	60	53	54	51
左室收缩末期内径（mm）	60	55	50	44	35	37	35
射血分数（%）	26	36	32	52	62	58	58
左室壁收缩活动	普遍减弱	普遍减弱	普遍减弱	未见异常	未见异常	未见异常	未见异常
肺动脉收缩压（mmHg）	58	32	43	42	正常	33	正常
备注	全心增大，心包积液	全心增大，左心为主	左心增大	左室增大	基本正常	左房偏大	左房偏大

病例9图3　患者治疗前后心脏彩超结果对比

三、病例讨论

本例患者为青年男性，肥胖体貌，有夜间打鼾史，未治疗。呼吸困难病因包括：①呼吸系统疾病，气流阻力增加致阻塞性通气障碍、肺或胸壁顺应性下降致限制性通气障碍，以及气体交换受限，通气与血流灌注比失调所致弥散障碍；②心源性因素，右心功能不全时，可伴颈静脉怒张、肝脏肿大、肝 – 颈静脉回流阳性、下肢水肿等，而急性左心功能不全时，常出现夜间阵发性呼吸困难；③其他疾病，尿毒症、重度贫血、糖尿病酮症酸中毒、神经肌肉疾病、颅脑病变及精神因素等也可引起呼吸困难。本例呼吸困难伴多浆膜腔积液，则需完善积液的性质判定，结合心脏彩超结果，确诊为扩张型心肌病所致心功能不全，进而导致多浆膜腔积液而致胸闷气喘。

阻塞性睡眠呼吸暂停（OSA）相关慢性间歇性低氧、交感神经兴奋及睡眠片段化，加之呼吸暂停时胸腔压力的变化，导致心血管系统损伤，成为心血管疾病的独立危险因素[2,3]。肥胖患者通常还可能合并肥胖低通气综合征（OHS），后者则通过加重的低氧血症、机体的慢性炎症、瘦素抵抗等因素造成损害的叠加。国内外多项研究结果证实 OSA 与扩张型心肌病相关[4]，表现为右心室扩张肥厚，右肺动脉内径增大，右室 E/A 比例下降；而对左心的影响则表现为室间隔厚度、左室后壁厚度增加，左心室扩张伴射血分数下降。其可能的发病机制是由于 OSA 导致的胸腔内负压增加了心腔透壁压力梯度，影响心室功能，心脏自律性和血流动力学的稳定性，导致心室壁厚度和心脏前后负荷增大，心脏扩大，心室收缩功能受损。同时，亦有文献报道 OSA 患者平均肺动脉压（mPAP）、肺血管阻力及右心房压力较无 OSA 者更高，这与 OSA 相关低氧导致肺动脉异常收缩和血管重塑相关，且慢性心力衰竭患者亦可合并存在肺动脉高压[5]。本例患者即为 OSA 合并扩张型心肌病伴有肺动脉高压。

无创持续气管正压通气（CPAP）是中重度 OSA 患者的首选治疗方案，既往研究发现 OSA 合并扩张型心肌病时，采用一般抗心力衰竭治疗，症状改善不明显，而联合 CPAP 治疗后相应症状得到明显好转，心脏体积缩小，射血分数改善，部分可逆转扩张的心脏结构[6]。其主要机制为：①解除 OSA 患者睡眠时上气管阻塞，使呼吸阻力降低，改善睡眠呼吸暂停形成的胸腔负压，减少回心血量，降低心脏前负荷，避免室间隔移位；②纠正低氧血症，改善动脉血氧分压；降低交感神经活动，改善心肌组织缺血缺氧；降低心肌细胞受损和心脏重构，从而有效纠正心力衰竭及各种心律失常，改善临床症状。本例患者 CPAP 治疗后症状好转出院，出院后复查心脏彩超结果改善，且肺动脉压力下降，证实了无创呼吸机治疗可有效改善心功能和心肌重构。

四、病例点评

OSA 在睡眠呼吸障碍疾病中发病率最高，对人体健康和生命的危害最大已受到广泛的重视。国际睡眠疾病分类第三版里将肥胖低通气综合征纳入睡眠呼吸障碍疾病谱具有重要的意义[6]，这是因为对于肥胖患者，若患者鼾声和日间嗜睡等不严重，其高碳酸血症和低氧血症可能长时间被忽视，造成 OHS 诊断延误，直到症状突然恶化，例如出现严重的心力衰竭或呼吸衰竭等心肺功能急性失代偿表现时方得到诊断。此外，OHS 通常和 OSA 合并存在，使其对机体的损害叠加，因此需要得到重视，临床上对于肥胖患者除 OSA 筛查外，还要及时行血气分析及夜间睡眠期二氧化碳分压同步测试，确定 OHS 合并与否。

扩张型心肌病是一种以心室扩张、心肌收缩功能障碍为主要特征、原因不明的心肌疾病，也是除冠心病、高血压病以外导致心力衰竭的重要因素。扩张型心肌病合并心力衰竭亦可作为 OSA 的首发表现[7]。针对睡眠呼吸障碍合并心力衰竭，急性期应用抗心力衰竭的药物治疗的同时应用 CPAP 或 BPAP 治疗，可短期内改善心功能，降低肺动脉压力，缓解症状，长期应用无创通气需密切随访，提高依从性。

（病例提供者：李　宁）

（点评专家：李庆云）

参考文献

[1] 中华医学会心血管病学分会，中国心肌炎心肌病协作组 . 中国扩张型心肌病诊断和治疗指南 [J]. 临床心血管病杂志，2018，34（5）：421-434.doi：10.13201/j.issn.1001-1439.2018.05.001.

[2]Kapur VK，Auckley DH，Chowdhuri S，et al.Clinical Practice Guideline for Diagnostic Testing for Adult Obstructive Sleep Apnea：An American Academy of Sleep Medicine Clinical Practice Guideline[J].J Clin Sleep Med，2017，13（3）：479-504.doi：10.5664/jcsm.6506.

[3]Yeghiazarians Y，Jneid H，Tietjens JR，et al.Obstructive Sleep Apnea and Cardiovascular Disease：A Scientific Statement From the American Heart Association[J].Circulation，2021，144（3）：e56-e67.doi：10.1161/CIR.0000000000000988.Epub 2021 Jun 21.

[4] 陈日垦，洪城，周圆明，等 . 重度睡眠呼吸暂停低通气综合征表现为扩张性心肌病致肺动脉高压一例并文献复习 [J]. 中华结核和呼吸杂志，2017，40（1）：46-51.doi：10.3760/cma.j.issn.1001-0939.2017.01.010.

[5]Adir Y，Humbert M，Chaouat A.Sleep-related breathing disorders and pulmonary hypertension[J].Eur Respir J，2021，57（1）：2002258.doi：10.1183/13993003.02258-2020.Print 2021 Jan.

[6]American Academy of Sleep Medicine.International Classification of Sleep Disorders.3rd.ed[M].Darien，IL：American Academy of Sleep Medicine，2014.

[7] 翁琳，张秀娟，许华俊，等 . 以扩张性心肌病为首发表现的睡眠呼吸暂停低通气综合征 1 例报告并文献复习 [J]. 南昌大学学报（医学版），2011，51（5）：100-102，105.doi：10.3969/j.issn.1000-2294.2011.05.035.

病例10 神经肌肉疾病所致睡眠呼吸障碍

一、病历摘要

（一）病史简介

患者男性，57岁，因"进行性呼吸困难2年"就诊。

患者于2年前，感冒后出现胸闷、呼吸困难，活动时症状加重，偶有少许咳嗽，不伴心悸、头昏、胸痛等不适。外院诊断为"慢性支气管炎"，治疗后咳嗽、咳痰好转，但呼吸困难无改善，自觉平卧时呼吸困难较端坐时更明显，常有夜间憋醒伴白天嗜睡。一年前，患者再次因发热、咳嗽、咳痰在外就诊院，诊断为"急性下呼吸道感染"，治疗过程中患者突发意识模糊，立即行气管插管，3天后脱机拔管。住院期间，患者多导睡眠（PSG）监测发现睡眠呼吸暂停综合征，给予夜间双水平气管正压通气（BPAP，S模式）治疗后，患者可平卧安睡，但白天呼吸困难未改善。外院进一步行肺功能检查提示：FEV_1 占预计值62%，FEV_1/FVC 87%；胸部CT未见异常；血气分析提示：酸碱度7.35，二氧化碳分压64mmHg（1mmHg = 0.133kPa），氧分压66mmHg，诊断为"慢性阻塞性肺疾病伴睡眠呼吸暂停综合征"，继续给予BPAP治疗，并加用噻托溴铵粉吸入剂18μg/d，沙美特罗替卡松粉吸入剂50μg/500μg，2次/日吸入。出院后1年来，患者呼吸困难继续进行性加重，从可以骑自行车发展为登楼即感气促，规范使用噻托溴铵和沙美特罗替卡松治疗，症状仍无明显改善，遂以"呼吸困难原因待查"收住我院呼吸科。患者自发病来神清，胃纳可，饮水时常有呛咳，大小便正常，2年来体重下降近20kg。

既往史：患者夜间打鼾近10年，血小板减少近8年，18岁血吸虫感染，有高血压史2年，服用缬沙坦，血压控制可；否认糖尿病、心脏病、甲状腺功能亢进、甲状腺功能减退等慢性病史；否认肝炎、结核等传染病史；40年前曾行阑尾切除术，否认药物过敏史，否认家族遗传病史。

个人史：办公室职员，否认近期旅游史、疫水疫区接触史，否认粉尘毒物及放射性物质接触史。吸烟15年，20支/日，戒烟半年，否认饮酒史。

（二）体格检查

体温 36.3℃，脉搏 70 次 / 分，呼吸 22 次 / 分，血压 120/70mmHg，颈围 38cm，BMI 20.3。神志清，精神可，口唇无发绀。全身皮肤无黄染，未及浅表淋巴结肿大。三凹征阳性，胸廓无畸形，双侧胸廓扩张度下降，双肺叩诊呈清音．双侧肺下界活动度不足 4cm，双肺呼吸音明显减弱，未闻及干湿啰音。心率 70 次 / 分，心律齐，各瓣膜区未闻及明显杂音。腹平软，肝脾肋下未及，全腹无压痛、反跳痛和包块。双下肢无水肿。

（三）辅助检查

血气分析：(吸空气状态)：酸碱度 7.34，氧分压 80.3mmHg，二氧化碳分压 59.3mmHg，氧饱和度 95.4%，标准碳酸氢根 27.4mmol/L，实际碳酸氢根 31.4mmol/L，剩余碱 4.2mmol/L，缓冲碱 51.2mmol/L。

血常规、血糖、肝功能、肾功能、电解质：均正常范围。

胸部 CT：右肺下叶条索影，余未见明显异常。

心脏彩超：未见明显异常，肺动脉压力 28mmHg。

心电图：正常范围心电图。

肺功能：中度限制性为主的肺通气功能障碍，VC 1.39L，占预计值 40.1%，FVC 1.39L，占预计值 41.8%，FEV_1 1.36L，占预计值 50.3%，FEV_1/FVC 97.96%，MVV 40.82L/min，占预计值 39.7%，肺弥散功能中度减退，支气管舒张试验阴性。

多导睡眠监测：全夜 BPAP 呼吸机（患者平素治疗模式，S 模式，IPAP 18cmH$_2$O，EPAP 5cmH$_2$O）治疗下，AHI 66.4，夜间最低氧饱和度 72%，提示重度睡眠呼吸暂停（中枢性呼吸暂停事件为主）伴重度低氧血症（病例 10 图 1）。

二、诊治过程

患者中年男性，病史特点如下：①症状：两年来进行性加重活动后呼吸困难，卧位更为显著，无肺实质、肺间质及心脏基础疾病；②体征：三凹征阳性、胸廓扩张度和双侧肺下界活动度明显减弱（不足 4cm）；③肺功能检查：限制性通气功能障碍，提示可能存在呼吸肌功能障碍。进一步行胸部 X 线透视检查，患者用力深呼吸时，双侧膈肌活动减弱，活动幅度为第 5 前肋上下缘，右侧较左侧减弱更明显，结果提示双侧膈肌功能障碍（病例 10 图 2）。

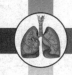

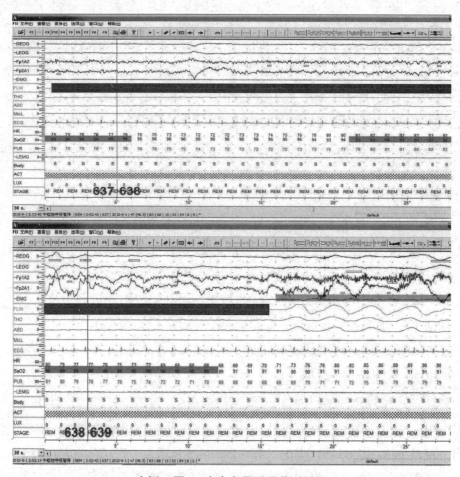

病例10图1　患者多导睡眠监测图示

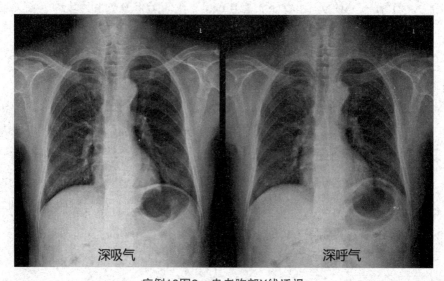

深吸气　　　　　　　　　深呼气

病例10图2　患者胸部X线透视

进一步追问病史，近两年来患者出现反复颈背部疼痛、双手大鱼际处抽痛、双上肢进行性无力、手部肌肉萎缩、说话口齿不清和饮水呛咳。神经专科体检提示患者颈肌无力，舌肌萎缩，有纤颤，双手大小鱼际肌肉萎缩；双上肢肌力远端Ⅱ级，近端Ⅳ⁻级，双下肢肌力近端Ⅳ⁻级，远端Ⅲ级；双侧病理征可疑阳性，膝腱反射+++。查肌酶全套正常范围，重症肌无力抗体阴性，甲状腺功能正常范围；肌电图提示上肢神经末梢感觉传导速度（SCV）及下肢神经SCV偏慢，其余神经运动传导速度（MCV）、SCV正常，四肢广泛肌肉、双侧胸锁乳突肌、舌肌神经源性肌电损害（部分肌肉可见束颤和巨大运动电位）。由于患者存在多区域上、下运动神经元病变，符合运动神经原（MND）疾病中肌萎缩侧索硬化症（ALS）的诊断。

最后诊断：①肌萎缩侧索硬化症（ALS）；②神经肌肉疾病相关睡眠呼吸暂停；③慢性Ⅱ型呼吸衰竭；④治疗后中枢性睡眠呼吸暂停。

治疗上，鉴于患者存在慢性呼吸衰竭，夜间使用BPAP（S模式，IPAP 18cmH$_2$O，EPAP 5cmH$_2$O）呼吸机治疗，PSG监测提示仍存在大量中枢性睡眠呼吸暂停事件，伴重度夜间低氧血症，故改用S/T模式呼吸机，治疗压力不变，增加后备呼吸频率为18次/分，治疗后再次行PSG监测，各项指标均有明显改善（病例10表1）针对ALS，给予利鲁唑、大剂量泛癸利酮、维生素E和胞磷胆碱治疗原发病。同时，指导患者进行呼吸功能锻炼，促进排痰等，患者呼吸困难症状明显改善后出院。

病例10表1　两种BiPAP呼吸机治疗模式下，患者多导睡眠监测结果比较

	BiPAP（S模式）	BiPAP（S/T模式）
AHI（次/小时）	66.4	0.5
OAI（次/小时）	7.6	0.0
CAI（次/小时）	44.2	0.2
最长呼吸暂停时间（秒）	58	16.5
觉醒总次数（次）	8	4
微觉醒指数（次/小时）	74.1	11.3
最低氧饱和度（%）	65	76
Ts90（%）	49.8	1.9

三、病例讨论

本例患者为中年男性，吸烟20支/日，因"进行性呼吸困难2年"，曾多次就

诊于外院，诊断为"慢性支气管炎"或"慢性阻塞性肺疾病"，给予以吸入糖皮质激素和长效支气管扩张剂治疗，症状改善不佳，最终诊断为：①肌萎缩侧索硬化症（ALS）；②神经肌肉疾病相关睡眠呼吸暂停；③慢性Ⅱ型呼吸衰竭；④治疗后中枢性睡眠呼吸暂停。

肌萎缩侧索硬化症（ALS）是一种多系统疾病，膈肌是主要的受累肌群。膈肌无力导致ALS患者通气不足，出现呼吸困难[1]。临床研究发现，仅3%的ALS患者以呼吸系统表现为首发症状，劳力性呼吸困难和卧位呼吸困难常为早期表现，尤其是卧位呼吸困难，这是膈肌功能障碍的重要临床特征[2]。患者多为男性，可伴有躯干弯曲或抬头困难，体重下降明显，但肢体或颅神经损害可较轻微，当出现强迫坐位呼吸时，则提示膈肌功能受损严重。随着ALS疾病进展，可累及胸锁乳突肌、斜方肌功能减退加重肺泡低通气；在疾病后期，肋间肌、肋间外肌和腹壁肌肉功能减退使胸廓和肺扩张受限，出现反常呼吸；另外，ALS颅神经损害可引起吞咽困难和饮水呛咳，易发生误吸导致呼吸道感染，进一步加重通气功能恶化。以呼吸症状首诊的ALS患者较早出现呼吸系统受累，因此更易出现二氧化碳潴留，甚至呼吸衰竭，预后更差；而由于神经系统症状隐匿，往往延误诊断，本例患者就是其中之一。虽然患者有长期吸烟史，但结合患者临床表现，不应局限于慢性阻塞性肺疾病，需充分考虑其他相关疾病所致呼吸困难。

ALS累及呼吸肌群，既往研究认为ALS患者病情的轻重与肺通气功能改变呈正相关。肺功能检查以限制性肺通气功能障碍为主[3]，表现为VC、FVC、肺总容量（TLC）、FEV_1、呼气峰流速（PEF）和MVV下降，FEV_1/FVC和残总比（RV/TLC）升高；早期弥散功能正常，晚期可影响弥散功能。其中，FVC是最重要的ALS预测指标，本例患者肺功能提示中度限制性为主的肺通气功能障碍，VC 1.39L，占预计值40.1%；FVC 1.39L，占预计值41.8%；FEV_1 1.36L，占预计值50.3%，FEV_1/FVC 97.96%；MVV 40.82L/min，占预计值39.7%，肺弥散功能中度减退。另有研究认为，卧位FVC能更好地评估膈肌功能，ALS患者立卧位FVC差异较健康者显著下降，并能反映呼吸困难、端坐呼吸和日间倦怠等症状。

ALS引起的睡眠呼吸障碍的病例并不少见，而且表现多样。研究发现，至少50%的ALS患者合并阻塞性睡眠呼吸暂停（OSA），随着病程的延长而增加[4]，主要表现夜晚呼吸暂停和反复觉醒，晨起口渴和头痛、白天睡眠过多、记忆力减弱等。其病理生理机制与膈肌无力引起的夜间低通气和低氧血症相关，且REM期肌力进一步下降，因此ALS相关睡眠呼吸事件在快眼动睡眠（REM）期更为显著。

本例患者具有夜间憋醒伴白天嗜睡等典型临床表现，而且症状伴随 ALS 发生，因此认为该患者出现的睡眠呼吸障碍是由 ALS 引起的。PSG 监测是判定 ALS 患者有无睡眠呼吸障碍的主要方法，夜间氧饱和度监测可作为筛查手段，但具体判定 ALS 患者的睡眠呼吸障碍仍有赖于 PSG 检查。不仅如此，PSG 监测还可指导患者夜间无创机械通气治疗及之后的治疗随访。

　　ALS 的治疗主要包括避免损害呼吸功能的因素，使用改善呼吸肌力的方法及合理使用呼吸支持治疗等。无创通气（NIV）已成为 ALS 治疗的重要组成部分，可显著提高了患者的生存率、生活质量和认知功能 [5]。NIV 中呼吸机参数和模式选择因人而异，对于 ALS 呼吸支持治疗而言，BiPAP 治疗效果优于常规 CPAP 治疗。本例患者起初使用 BPAP（S 模式）治疗时，由于出现治疗后中枢性睡眠呼吸暂停 [6]，导致夜间频繁发生的中枢性呼吸暂停事件和氧饱和度下降，改用 BPAP（S/T 模式）治疗，起到消除中枢呼吸暂停的作用，减少呼气压力，在保证氧合的情况下增加患者舒适度，减少觉醒次数。因此，患者 PSG 各项指标和呼吸困难症状，均得到明显改善。

四、病例点评

　　本例患者以呼吸困难逐渐加重为主要症状，诊断上首先要排除心、肺疾病。患者既往无高血压、冠心病史，结合心电图和心脏彩超检查可以初步排除因心脏疾病引起的呼吸困难；能够引起进行性呼吸困难的原因主要有慢性气管疾病、肺间质性疾病、胸廓疾病以及较少见的神经肌肉性疾病等，但患者无胸廓畸形，胸部 CT 无明显异常改变，同时血气分析提示患者 CO_2 潴留为主，这与低氧血症为主的间质性疾病有明显区别，因此排除胸廓疾病和间质性肺病可能；另外，根据肺功能的结果提示限制性肺通气功能障碍，排除慢性阻塞性肺疾病。因此在临床上要重视中年男性的进行性呼吸困难的鉴别诊断，特别是慢性阻塞性肺疾病的诊断。此例患者结合患者的症状，如反复颈背部疼痛、双手大鱼肌处抽痛、双上肢进行性无力、手部肌肉萎缩、说话口齿不清及饮水呛咳等，以及双侧膈肌麻痹等，均提示呼吸困难主要由神经肌肉病变所致，是本例患者疾病诊断的关键。

　　呼吸系统损害是 ALS 患者的严重并发症，通常发生该病晚期，但也可以作为 ALS 患者的首发症状，易导致误诊误治。对于后者，作为呼吸科医师，如何正确判定患者"呼吸困难"的病因十分重要。ALS 呼吸系统损害的主要表现为：限制性为主肺通气功能障碍、睡眠呼吸障碍和反复呼吸道感染，呼吸肌无力是主要病理生

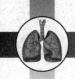

理机制。肺功能检查（包括 FVC、FEV$_1$、FEV$_1$/FVC、RV/TLC 等）、血气分析以及 PSG 监测是 ALS 患者呼吸功能评估的主要手段。呼吸支持治疗可以延长患者的生存时间并改善生活质量，NIV 在 ALS 患者中的治疗价值得到广泛肯定。

值得一提的是，应用 BPAP（S 模式）未能改善患者的夜间低氧，这种未设置后备频率的治疗模式消除阻塞事件后出现了大量的中枢性呼吸暂停事件，在睡眠疾病国际分类（第三版）[7]中明确定义为治疗后中枢性睡眠呼吸暂停，又称复杂性睡眠呼吸暂停，值得引起重视，可应用 ASV 或 BPAP（S/T 模式）治疗，本例患者改用 BiPAP（S/T 模式）治疗后，PSG 各项指标均明显改善。另外，本例患者已有慢性 II 型呼吸衰竭，对于这样的患者除夜间睡眠期外，可适当增加呼吸机的使用时间，以缓解白天活动引起的呼吸肌疲劳，同时注意气管管理，从而改善患者生活质量，延缓呼吸功能衰退。

（病例提供者：李　宁）

（点评专家：李庆云）

参考文献

[1]Vogt S，Schreiber S，Pfau G，et al.Dyspnea as a Fatigue-Promoting Factor in ALS and the Role of Objective Indicators of Respiratory Impairment[J].J Pain Symptom Manage，2020，60（2）：430-438.doi：10.1016/j.jpainsymman.2020.02.021. Epub 2020 Mar 5.

[2]Gautier G，Verschueren A，Monnier A，et al.ALS with respiratory onset：clinical features and effects of non-invasive ventilation on the prognosis[J].Amyotroph Lateral Scler，2010，11（4）：379-82.doi：10.3109/17482960903426543.

[3]Panchabhai TS，Mireles Cabodevila E，Pioro EP，et al.Pattern of lung function decline in patients with amyotrophic lateral sclerosis：implications for timing of noninvasive ventilation[J].ERJ Open Res，2019，5（3）：00044-2019.doi：10.1183/23120541.00044-2019.eCollection 2019 Jul.

[4]Reyhani A，Benbir Senel G，Karadeniz D.Effects of Sleep-Related Disorders on the Prognosis of Amyotrophic Lateral Sclerosis[J].Neurodegener Dis，2019，19（3-4）：148-154.doi：10.1159/000505575.Epub 2020 Feb 28.

[5]Morelot-Panzini C，Bruneteau G，Gonzalez-Bermejo J.NIV in amyotrophic lateral sclerosis：The 'when' and 'how' of the matter[J].Respirology，2019，24（6）：521-530.doi：10.1111/resp.13525.Epub 2019 Mar 25.

[6]Nigam G，Riaz M，Chang ET，et al.Natural history of treatment-emergent central sleep apnea on positive airway pressure：A systematic review[J].Ann Thorac Med，2018，13（2）：86-91.doi：10.4103/atm.ATM_321_17.

[7]American Academy of Sleep Medicine.International Classification of Sleep Disorders.3rded[M].Darien，IL：American Academy of Sleep Medicine，2014.

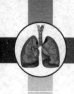

病例11　吸入性化学性肺损伤

一、病历摘要

（一）病史简介

患者男性，55 岁，因"阵发性左胸痛、咳嗽咳痰伴咯血半个月"入院。

患者于 2018 年 3 月 27 日上午 11 时工作时在左侧半俯站位下通过软管不慎经口误吸"柴油"数毫升，随即出现恶心、头晕、胸闷，当日下午 14 时出现咳嗽、咳白色黏液样痰液伴少许血丝，夜间咳嗽加重。2018 年 3 月 28 日夜间渐感恶心加重，左侧持续胸痛，遂至当地医院急诊就诊，查胸腹部 CT 未见明显异常。急诊对症处理后症状缓解。2018 年 3 月 29 日左侧胸痛伴夜间剧烈咳嗽咳痰加重，咳出暗红色血凝块，复查胸部 CT 示左下肺大片状渗出影（病例 11 图 1A，病例 11 图 1D），予以头孢哌酮他唑巴坦、奥硝唑抗感染、地塞米松（5mg/d）抗炎、止血等对症支持治疗后，患者仍有发热，体温最高 39℃，胸痛未缓解。2018 年 4 月 1 日更换抗生素为美罗培南，加强抗感染治疗。2018 年 4 月 3 日复查胸部 CT 示左肺坏死空洞形成。2018 年 4 月 4 日发现低氧血症，加用依替米星联合抗感染、甲强龙（40mg/d）抗炎、化痰等对症支持治疗，患者左胸痛明显减轻，体温恢复正常，但仍有咳嗽咳痰，无咯血。2018 年 4 月 6 日复查胸部 CT 示左下肺部分实变伴气液平，右下肺新增大片斑片影（病例 11 图 1B，病例 11 图 1E）。为进一步诊治收住我院。

患者既往体健，长期吸烟史，40 支 / 日 ×15 年，饮酒 20 年，平均每天饮白酒 1 ~ 2 两。汽车维修工，曾有多次经口虹吸汽油史。

（二）体格检查

体温 36.9℃，脉搏 71 次 / 分，呼吸 19 次 / 分，血压 142/77mmHg；BMI 19.45，BSA：1.52cm^2。口唇无发绀，颈静脉无充盈，左下肺呼吸音低，右肺呼吸音清，双肺未及明显干湿啰音。心律齐，其他瓣膜未及病理性杂音，腹软，无压痛反跳痛，肝脾肋下未及。双下肢无水肿。右肩部皮下有一囊肿，大小 2.0cm×2.0cm，边界清，表面红肿，伴脓疱，波动感明显，轻压痛。

（三）辅助检查

血常规提示白细胞计数 20.91×10^9/L［正常值（4.0 ~ 9.0）$\times 10^9$/L］，中性粒细胞 % 85.3%（正常值 50% ~ 70%）；动脉血气提示酸碱度 7.41，氧分压 10.09kPa（正常值 10.64 ~ 13.3kPa），二氧化碳分压 6.30kPa（正常值 4.65 ~ 5.98kPa），标准碳酸氢根 27.2mmol/L（正常值 21.3 ~ 24.8mmol/L），标准剩余碱 3.6mmol/L（正常值 -3 ~ +3mmol/L）；生化提示谷草转氨酶 67U/L（正常值 8 ~ 40U/L），白蛋白 30g/L（正常值 35 ~ 55g/L），血钾 3.49mmol/L（正常值 3.5 ~ 5.10mmol/L）。

二、诊治过程

结合患者特征性诱因和起病过程，影像学和实验室检查，临床诊断为吸入性肺炎（化学性肺炎）、肺脓肿、右肩部皮下囊肿感染、低氧血症、低蛋白血症、低钾血症。给予亚胺培南（0.5g 1 次 /8 小时）＋万古霉素（1.0g 1 次 /12 小时）抗感染，甲强龙（40mg 1 次 / 日）抗炎。2018 年 4 月 11 日行气管镜检查，镜下见左下叶背段、右下叶基底段及背段乳白色条状物，灌洗后可见较多泡沫样油脂样分泌物（病例 11 图 2）。支气管肺泡灌洗液行半乳甘露聚糖试验（GM 试验）结果示 3.138(≥ 0.85)，灌洗液病原学二代测序（NGS）检出序列数：奈瑟菌 1203 拷贝、放线菌 764 拷贝、罗氏菌 545 拷贝。加用伏立康唑（0.2g 1 次 /12 小时）抗真菌感染，停用甲强龙。2018 年 4 月 19 日复查胸部 CT 示两肺炎症较前明显吸收（病例 11 图 1C，病例 11 图 1F）。

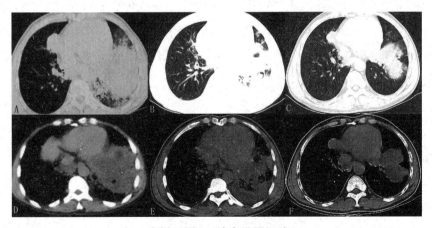

病例11图1　肺炎进展迅速

注：A、D：2018年3月29日；B、E：2018年4月6日；C、F：2018年4月19日。

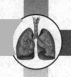

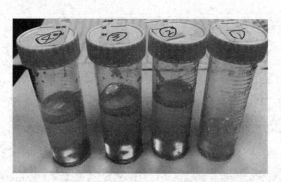

病例11图2　左下叶背段支气管肺泡灌洗液为油脂样分泌物

三、病例讨论

1. 吸入性肺炎常见右下叶，该患者为何表现为左下叶？

柴油是从石油提炼得到的，是多种烃类的混合物，被用作柴油机的燃料。柴油不溶于水，易溶于醇和有机溶剂，易燃易挥发，沸点较高（180～410℃），故多为液态柴油或柴油的微小液滴造成损害，导致柴油吸入性肺炎。柴油的成分（高沸点）混合烃类，与汽油不同的是较少有吸入性气体损伤，但警惕眼、鼻刺激症状，头晕头痛等中枢神经损伤[1]。

柴油吸入性肺炎以右中叶最为多见。从解剖学角度看，气管隆嵴略偏向左侧，左主支气管细而长，嵴下角大，斜行；右主支气管短而粗，嵴下角小，走行较直而且右肺通气量较大。另外，大多数虹吸柴油的患者为右手持软管，体位为右前倾位，故高沸点的柴油多落入重力最低的右肺中叶。本文的患者肺炎发生的部位为左肺下叶，与常见的部位不同，追问病史得知，患者有长期用口吸柴油习惯，此次因油管较短，患者发生柴油吸入时的体位为左侧半俯站位，此时重力最低点为左肺下叶，故患者发生受损的部位主要位于左肺下叶。

2. 该患者发生咯血的机制是什么[2]？

（1）化学物直接损伤呼吸道黏膜，使之充血、水肿、坏死、黏液分泌亢进，炎性细胞浸润，为细菌繁殖生长创造条件而形成气管及肺炎症。

（2）诱发支气管平滑肌痉挛，气管阻力增加，气管高反应性。肺泡上皮细胞受损使肺泡毛细血管通透性增加导致肺水肿。

（3）肺泡上皮细胞受损及肺泡表面活性物质受损，活性降低，肺泡萎陷。肺泡内皮细胞受损，通透性增加导致肺间质水肿。影响气体交换，通气血流比例失调，导致呼吸衰竭。

（4）细胞因子参与化学物对呼吸道的作用、化学物对肺泡上皮细胞和肺毛细血管内皮细胞的损伤，导致肺纤维化。

3. 该患者右肩部皮下囊肿感染与肺部是一元 / 二元论？

若为一元论①考虑继发细菌性肺炎：广谱抗生素治疗后症状反复，皮肤破溃感染继发肺部感染，但影像学表现不符合血源性感染的特点；②侵袭性肺真菌病：需考虑油罐的更换频率和清洗条件，快速出现空洞伴坏死，需要加以鉴别；③结核：病史的发病特点与影像学均不符合，且皮肤结核较少表现为波动性脓肿。

该例患者皮肤科会诊诊断表皮囊肿伴感染，建议外科切开引流，利凡诺湿敷，百多邦（莫匹罗星软膏）外用，口服抗生素。外科会诊诊断皮脂腺囊肿继发感染脓肿形成，待脓肿吸收后 3 个月择期门诊手术切除皮脂腺囊肿，若脓肿自发破溃，换药，待脓肿吸收后，择期手术切除。均不考虑与肺部感染相关。

4. 吸入性化学性肺炎的激素使用剂量与疗程是怎样的？

柴油等烃类吸入导致的化学性肺炎，临床上可分为中毒前期、中毒期、肺炎期和恢复期 4 期，肺炎期多发生于吸入后的 24 ~ 72 小时。首选的初始治疗包括抗生素和全身糖皮质激素，严重者需行肺泡灌洗和机械通气改善症状。柴油本身是无菌的，但患者口腔和油管有污染性，多为厌氧菌和需氧菌的混合感染。需要积极控制感染，积极治疗急性呼吸窘迫综合征（ARDS）、肺水肿等并发症。综合近年文献，对于炎症反应剧烈，有感染性休克的患者，可选择早期低中剂量（等效泼尼松40mg/d）、短期（5 ~ 7 日）应用糖皮质激素；对于柴油吸入性肺炎患者也有明显受益，但尚需更多证据支持[3, 4]。

四、病例点评

化学物质吸入性肺炎的严重度判断和治疗方案的确定应基于吸入物质的成分、浓度、累及部位等。强酸类（如胃酸）吸入往往起病较急，可迅速出现双侧弥漫性渗出及 ARDS；类脂性物质（如液体石蜡），可在吸入后几天才出现发热、呼吸衰竭，通常需详细询问病史获得辅助诊断证据，多表现为巨噬细胞吞噬类脂形成肉芽肿；农民肺，属过敏性肺炎的一种，有机物质吸入后引起外源性变态反应性肺泡炎，可表现为急性型和慢性型，前者由吸入大量的嗜热放线菌孢子后 4 ~ 8 小时发病，起病急骤，畏寒高热、多汗、胸闷、气短、干咳或少量黏液痰，伴全身不适、食欲缺乏、恶心及头痛等，约 10% 的患者可出现哮喘样发作，而慢性型则因反复接触大量抗原者所致，病情长期不愈，临床可见咳嗽、咳痰、呼吸困难、缺氧、发

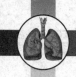

绀、极度乏力，继发感染者可发热、多汗。

该例患者具有柴油吸入史，肺部局部炎症反应非常大，符合油脂类吸入性化学性肺损伤的特征。柴油误吸后直接损伤呼吸道黏膜和肺泡壁，引起支气管平滑肌痉挛，气管反应性增高，发生胸痛、气促、咳嗽等症状。由于柴油表面张力较低，容易扩散至整个肺叶，破坏肺表面活性物质，引起肺泡毛细血管通透性增高发生呼吸衰竭，后期会有肺损伤和肺纤维化。由于继发感染出现高热、乏力等症状。另有报道柴油吸入消化道损伤胃黏膜引起上消化道出血及经血液循环至肝，出现消化道症状，粪潜血试验阳性，肝大、肝功能异常等。临床上，除影像学破坏的表现以外，一般需通过支气管肺泡灌洗找柴油或富脂肺泡巨噬细胞加以确诊。如吸入量较少，可无急性表现，数月甚至数年后因肺部阴影就诊，经皮或经支气管镜的肺活检病理示脂质肉芽肿以确诊，注意切片勿用石蜡封闭，以防石蜡溶解柴油。

此例吸入性肺炎患者的治疗涵盖了如下几个方面，早期、足量、短程应用糖皮质激素，继发细菌感染考虑以 G⁻ 杆菌为主，同时基于病史的询问分析吸入、接触环境，结合支气管肺泡灌洗液 GM 阳性，加用伏立康唑治疗真菌感染。此外，患者存在坏死性肺炎的可能性，若患者呼吸困难症状加重及肺功能影响严重，尽早行肺穿刺取得病理诊断，必要时手术干预。

（病例提供者：孙娴雯）

（点评专家：李庆云）

参考文献

[1]Shrestha TM，Bhatta S，Balayar R，et al.Diesel siphoner's lung：An unusual cause of hydrocarbon pneumonitis[J].Clin Case Rep，2020，9（1）：416-419.doi：10.1002/ccr3.3545.PMID：33505692.

[2]Venkatnarayan K，Madan K，Walia R，et al."Diesel siphoner's lung"：Exogenous lipoid pneumonia following hydrocarbon aspiration[J].Lung India，2014，31（1）：63-66.doi：10.4103/0970-2113.125986. PMID：24669087.

[3]Gowrinath K，Shanthi V，Sujatha G，et al.Pneumonitis following diesel fuel siphonage[J].Respir Med Case Rep，2012，5（1）：9-11.doi：10.1016/

j.rmedc.2011.11.010.PMID：26029584.

[4]Ullmann AJ，Aguado JM，Arikan-Akdagli S，et al.Diagnosis and management of aspergillus diseases：executive summary of the 2017 ESCMID-ECMM-ERS guideline[J]. Clin Microbiol Infect，2018，24（Suppl 1）：e1-e38.doi：10.1016/j.cmi.2018.01.002. PMID：29544767.

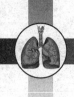

病例12 表现为游走性肺部阴影的ANCA 相关性多血管炎

一、病历摘要

（一）病史简介

患者女性，81岁，因"反复咳嗽、痰血、低热1个月余"入院。

患者于2014年9月中旬无明显诱因出现咳嗽咳痰，痰量中等，多为白色泡沫状，有时较为黏稠，尚能咳出，偶有痰中带血，伴低热，多为午后，最高至38℃左右，伴流涕，咽痛，平卧时略有胸闷气促，无盗汗、胸痛、皮疹及关节肿痛等，自服左氧氟沙星5天无明显好转，遂至上海某三甲医院住院治疗，胸部CT平扫示两肺多发结节影，真菌考虑，转移性肿瘤不能排除，予美洛西林舒巴坦抗感染及化痰抗过敏等对症支持治疗后患者咳嗽、咳痰症状稍有好转后出院。2014年10月22日患者再次出现上述症状，外院查血常规示白细胞计数 $14.3 \times 10^9/L$，中性粒细胞%68.8%，嗜酸性粒细胞% 1.5%，C反应蛋白 19.9mg/dl，自服头孢克肟抗感染5天及化痰等治疗后无明显好转，为进一步诊疗来我院就诊。

患者自起病来，神清，精神可，胃纳可，夜眠可，二便如常，1个月内体重减轻2kg。

既往有"高血压"病史多年，口服"科素亚（氯酸坦钾）"，血压控制尚可，5年前因"阵发性室上速"曾行"射频消融术"，后未复发；30余年前曾因"子宫肌瘤"行子宫次全切除术。否认有毒有害物质接触史。否认鸟粪等接触史等。

个人史：适龄结婚，育有一女，配偶已过世，女儿体健。已绝经。

家族史：否认家族性遗传病史及传染病史。

（二）体格检查

体温36.6℃，脉搏104次/分，血压127/75mmHg，呼吸20次/分。神清，精神可，步入病房，查体合作，全身皮肤黏膜无黄染及出血点，双眼结膜充血，浅表淋巴结未及肿大，呼吸平稳，无口唇发绀，气管居中，胸廓无畸形，有肺呼吸音稍有增强，双肺未闻及明显干湿啰音。心律齐，未及病理性杂音，腹平软，无压痛，肝脾肋下未及，四肢肌力肌张力正常，双下肢无水肿。

（三）辅助检查

血常规：白细胞计数（12.7 ~ 14.3）× 10^9/L，中性粒细胞 % 75.2% ↑，嗜酸性粒细胞 % 1.5%；超敏 C 反应蛋白 19.9mg/dl，血沉 109mm/h ↑。病原学方面肺炎支原体抗体 IgM 阳性，G 试验 173.8pg/ml ↑（我院复查阴性），GM 试验，T-SPOT 及隐球菌乳胶凝集试验皆为阴性。痰细菌真菌涂片＋培养、呼吸道九联检皆为阴性。

神经元特异性烯醇化酶 26.08ng/ml ↑，余皆未阴性，D- 二聚体 2.15mg/L。

生化示前白蛋白 107mg/L 和白蛋白 26g/L 降低，余基本正常；胸部 CT 平扫示两肺多发结节影。入院后尿常规示白细胞阳性（+++）↑，潜血阳性（++++）↑，尿异型红细胞 % 80%；24 小时尿蛋白定量 255mg/24h ↑；ANA 系列阴性，血管炎指标 P-ANCA 阳性（1：160）；抗中性粒细胞胞质抗体靶抗原（PR3）11.91；抗中性粒细胞胞质抗体靶抗原（MPO）209.9 ↑；C-ANCA 阴性。进一步完善 PET-CT：双肺多发结节灶，部分代谢增高（SUVmax 4.1 ~ 8.9），恶性病变待排；双侧上颌窦黏膜增厚，考虑鼻旁窦炎；回盲部代谢增高（SUVmax 4.3），考虑炎症性病变可能（病例 12 图 1）。

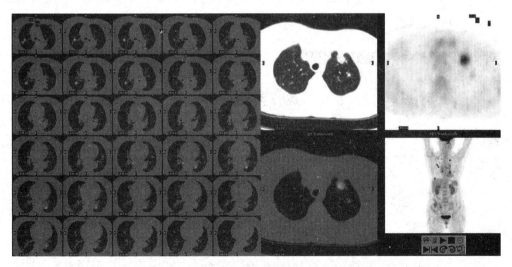

病例12图1　PET-CT

行 CT 引导下左上肺结节穿刺活检术，病理示黏膜急慢性炎伴小灶坏死，较多多核巨细胞浸润，未见干酪样坏死，请结合临床及实验室除外真菌感染可能，免疫

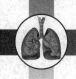

组化未见恶性依据（病例 12 图 2）。

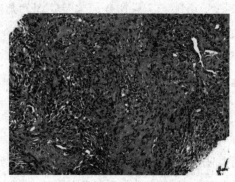

病例12图2　2014年10月29日肺穿刺病理（HE×400）

二、诊治过程

综合患者上述病史、体征及各项检查结果，经过病理科、肾内科及我科 MDT 讨论，临床诊断考虑为 ANCA 相关性血管炎（AAV），根据 EULAR/ERA-EDTA（2017）及 BSR（2017）的 ANCA 相关血管炎治疗指南，考虑患者高龄，肾内科建议采用中剂量激素［泼尼松（0.6 ~ 0.8）mg/（kg·d）］联合环磷酰胺 0.4g/2w 诱导。因患者对环磷酰胺有顾虑故未使用。单用甲强龙 40mg/d，同时予以氟康唑防治真菌感染。患者咳嗽、痰血症状迅速好转，2014 年 12 月 15 复查胸部 CT 示两肺结节较前基本吸收（病例 12 图 3）。

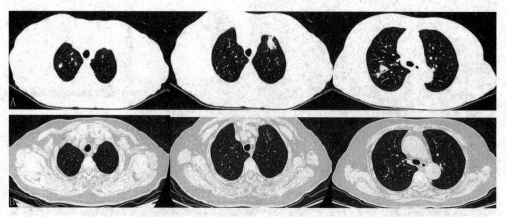

病例12图3　胸部CT（A：2014年10月27日；B：2014年12月15日）

患者维持缓解治疗过程中（2015 年 5 月）出现右侧听力下降，外院就诊评估病情稳定，调整治疗方案为泼尼松 10mg 1 次 / 日＋雷公藤 60mg 1 次 / 日，后逐渐

减量。2015 年 11 月 4 日出现咳嗽、血痰，间断低热，当时治疗方案为泼尼松 5mg
1 次 / 日＋雷公藤 40mg 1 次 / 日口服，我院胸部 CT 示右肺上叶病灶，两肺散在斑
片、条索灶，血常规白细胞不高，中性粒细胞比例轻度升高，C 反应蛋白不高，血
沉明显增快，神经元特异性烯醇化酶升高，ANCA 系列及尿液隐血、尿蛋白皆阴
性。考虑患者右上肺病灶恶性肿瘤不能排除予以 CT 引导下肺穿刺活检，术中可见
右上肺病灶较 2 周前快速进展，且肺内出现新发小结节。结合患者症状、检查结果
及伯明翰系统性血管炎活动评分考虑患者原发病复发明确，是否继发真菌感染特别
是曲真菌感染（根据 2015 年 11 月 23 日影像）不能排除，予以提高激素用量（泼
尼松 30mg 口服 1 次 / 日），并加用伏立康唑覆盖曲真菌防治真菌感染，患者症状快
速缓解。两周后复查胸部 CT 提示右上肺病灶较前明显吸收，同时肺穿刺病理回示
可见较多坏死物及较多炎性细胞浸润，可见多核巨细胞，符合炎症病理改变（病例
12 图 4）。综上，患者肺内病灶考虑血管炎复发，结合患者病变累及肺脏，有肺出
血（痰血），属于危及器官的血管炎复发，应予以糖皮质激素联合环磷酰胺重新诱
导缓解［甲强龙 80mg 静脉滴注 1 次 / 日 ×10 天＋环磷酰胺 0.2g 静脉滴注 1 次 / 隔
周 ×（3 ~ 6 个月）］，继续伏立康唑（0.2g 静脉滴注 1 次 /12 小时）防治真菌感染，
复方磺胺甲恶唑片（SMZ）（400/80mg 1 次 / 日）预防卡氏肺孢子虫肺炎（PCP），
激素加量 5 天后复查胸部 CT 示右上肺病灶进一步吸收，右肺新发结节亦较前明显
吸收（病例 12 图 5），进一步验证血管炎复发诊断，遂停用伏立康唑。后逐渐减量
激素用量至泼尼松 25mg 口服 1 次 / 日。因患者对环磷酰胺使用顾虑较大，冲击治
疗 3 次后停用，总剂量为 0.8g。后复查胸部 CT 示右肺上叶病灶较前吸收伴空洞形
成，右肺部分结节变淡稍变小。

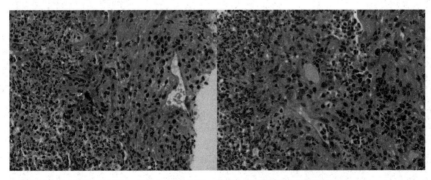

病例12图4　2015年11月23日肺穿刺病理（HE×400）

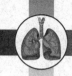

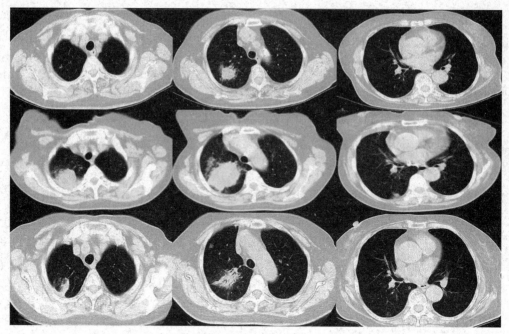

病例12图5　患者胸部CT变化

2016年2月17日患者再次出现发热、痰血，伴四肢肢端麻木，自服头孢拉定4天症状无明显改善，再次就诊我院。当时激素用量25mg口服1次/日。胸部CT示右上肺病灶较前范围增大，密度增加，空洞缩小，右肺中叶及两下肺新发结节模糊影。血常规示中性粒细胞比例升高，C反应蛋白轻度升高，血沉增快，CD4计数中重度下降，抗中性粒细胞胞质抗体（ANCA）系列皆阴性，考虑血管炎复发可能，继发真菌感染不能完全排除，根据指南予以甲强龙40mg静脉滴注1次/日×7天（后改为30mg口服1次/日）联合环磷酰胺0.2g静脉滴注一次/隔周×5个月进行重新诱导缓解治疗，同时加用氟康唑防治真菌感染，SMZ预防PCP感染。2016年6月14日复查胸部CT示右上肺病灶较前缩小，右中肺及两下肺结节模糊影较前相仿（病例12图6）。诱导缓解治疗后泼尼松25mg口服1次/日＋骁悉（吗替麦考酚酯）0.75g口服1次/日维持缓解治疗，并逐渐减少药物剂量，目前药物剂量泼尼松5mg/d＋骁悉0.25g/d口服。后续定期随访，病情稳定。

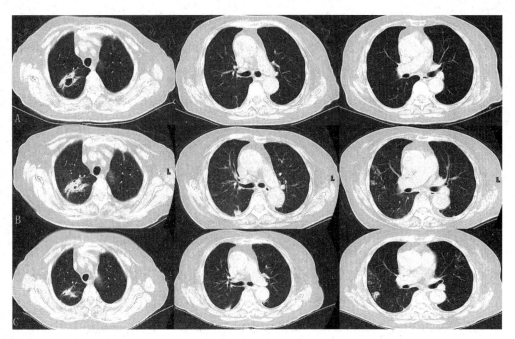

病例12图6　胸部CT（A：2016年1月19日；B：2016年2月22日；C：2016年6月14日）

三、病例讨论

ANCA 相关性血管炎（ANCA-associated vasculitis，AAV）是一组与 ANCA 密切相关的小血管炎，以小血管壁的炎症和坏死为主要病理表现，以寡或无免疫复合物沉积为突出特点。中国人群中 MPA 占显著优势，占 AAV 的 80%，但在白人中，尤其是北欧国家，肉芽肿性多血管炎（GPA）更常见。这些差异是否由遗传或者环境因素造成尚不可知。GPA 任何年龄皆可发病，30 ~ 40 岁为高峰年龄。可表现为多系统损害：上呼吸道肉芽肿（鼻窦炎、耳炎、鼻出血），下呼吸道症状（咯血），可累及眼、鼻和其他器官。34% 患者可出现中枢和周围神经病变。肾损害（肾小球肾炎）常见，可发展为进行肾衰竭。显微镜下多血管炎（MPA）和 GPA 表现有很大程度的重叠。AAV 累及肺内病变多种多样，可表现为多发空洞结节、肺间质性病变、弥漫性肺泡出血、坏死性肺炎等。AAV 常伴有 ANCA 阳性，分为 p-ANCA 和 c-ANCA，两者与疾病类型相关。ANCA 阳性的 GPA 中，c-ANCA 占 90%，p-ANCA 仅占 5% ~ 10%。而在 ANCA 阳性的 MPA 中，p-ANCA 占 60%，c-ANCA 占 40%。EGPA 基本为 p-ANCA 阳性。然而 ANCA 阴性不能完全排除 AAV 的诊断。AAV 的治疗分为诱导缓解和维持治疗。诱导期对于局限性 GPA 推荐糖皮质激素＋甲氨蝶呤。新诊断的严重的 GPA/MPA，建议糖皮质激素＋环磷酰胺 / 利妥昔单抗。

对于快速进展的 GPA/MPA，可在药物治疗基础上增加血浆置换。维持治疗阶段可用甲氨蝶呤或者硫唑嘌呤用为维持，对于难治性 GPA 或者严重复发的 GPA/MPA，可选用糖皮质激素＋利妥昔单抗用于诱导缓解，后续利妥昔单抗继续维持[1, 2]。

本例患者为高龄女性，主因"反复咳嗽、痰血、发热 4 余"多次我院住院治疗。病程较长，病情反复，诊断困难，分三阶段分析讨论。

第一阶段：患者表现为低热、咳嗽、痰血，双肺多发不规则结节，鼻旁窦炎，有肾小球性血尿、蛋白尿、pANCA 及 MPO 阳性，结合肺穿刺病理活检，AAV 可以诊断，患者肺部病变表现为多发肺部结节，但其中未见空洞形成，肺结节病理活检是非干酪样肉芽肿，但未发现典型血管周围肉芽肿，血管壁炎症不显著，未见纤维素性坏死，皆不符合肉芽肿性多血管炎（GPA）的典型表现，故肉芽肿性多血管炎（GPA）及显微镜下多血管炎（MPA）的鉴别存在难度。根据 2017 EULAR/ACR AAV 分类标准，按 MPA 诊断得分 6 分，诊断特异性 96%，而按 GPA 诊断得分 3 分，倾向于诊断为 MPA，但 MPA 肺内累及多表现为间质性病变，与该例患者影像学表现不相符。2017 EULAR/ACR AAV 分类标准主要是参照西方人种临床研究，对各项 ANCA 指标权重很高，可能与东方人实际情况不符。

第二阶段：患者小剂量激素维持治疗期间出现发热、痰血，胸部 CT 示右肺上叶病灶，需考虑原发病复发、继发感染及恶性肿瘤可能。根据影像学特点，包括病灶边界不清，有分叶、毛刺及胸膜牵拉，有晕征，需要重点排除肺原发肿瘤。然而，短期内复查胸部 CT 提示右上肺病变进展迅速，并出现肺内新发病灶，不符合恶性肿瘤特点。结合患者症状、肺部新发病变病理及伯明翰系统性血管炎活动评分（20 分，发热、体重下降、新出现的耳聋、肺部结节、咯血和高血压）考虑患者原发病复发。但患者长期使用免疫抑制药，且肺内病变进展快，是否能单纯用血管炎复发解释？是否存在继发细菌感染及真菌、结核等机会致病菌感染需要考虑。

第三阶段：患者中等剂量激素治疗期间再次出现发热伴咳嗽痰血，右肺病变，中性粒细胞比例增高，C 反应蛋白升高，血沉增快，CD4 计数中重度下降，同样需鉴别血管炎复发及继发感染。

四、病例点评

瑞金医院病理科陈晓炎主任：本例患者第一次住院肺穿刺活检组织镜下可见边界不清肉芽肿结节，未见干酪样坏死，局部可见血管壁内淋巴细胞及浆细胞浸润，未见明显血管壁纤维素样坏死，可考虑肉芽肿性变。结合临床 ANCA（＋）需考虑

ANCA 相关性血管炎。需进一步加做 PAS、六氨银、真菌荧光染色加以排除。

　　瑞金医院肾内科陈永熙主任：肉芽肿性多血管炎（GPA）一类可控制但目前不能治愈的疾病，是伴有肉芽肿性的 MPA（显微镜下多血管炎），其特点主要表现为以下三点：其一，肾外器官受累为主，肾脏病变受累较 MPA 轻；其二，容易复发；其三，对于 PR3 阳性的 GPA 使用利妥昔单抗维持治疗较其他药物更有效。GPA 的治疗分为诱导缓解及维持缓解治疗，在诱导缓解治疗阶段中经典方案为激素加环磷酰胺，对于诱导早期不能耐受环磷酰胺的患者可选择利妥昔单抗、吗替麦考酚酯（骁悉）。维持治疗期首先选择硫唑嘌呤，也可选择利妥昔单抗、甲氨蝶呤或吗替麦考酚酯。ANCA 在诊断 AAV（ANCA 相关性血管炎）的作用是明确的，但 ANCA 阴性也不能排外血管炎的诊断。针对 GPA 患者血清学主要表现为 c-ANCA 和 PR3，但也可表现为 MPO 阳性。国内北京大学第一医院的一项研究表明国内诊断为 GPA 的人群可 50% 表现为 MPO 阳性。ANCA 在监测疾病复发方面作用是有限的。在检测 AAV 复发方面需要结合临床表现、血沉、C 反应蛋白等。但是如果 ANCA 由阴性变为阳性或者由低度明显升高即使无明显临床症状也强烈预示疾病的复发。

　　瑞金医院呼吸与危重医学科周敏主任：该患者老年，女性，反复咳嗽、痰血、低热 1 个月余，表现为慢性病程，CT 显示两肺多发的结节样病变且抗感染治疗无效；针对这样的疾病过程需要鉴别肺内病灶是感染还是非感染性病灶，更需要判断是肺原发病变还是全身疾病在肺部的表现；此患者病史抗炎无效首先需要考虑非感染性疾病的肺部累及，重点需要关注自身免疫性疾病以及 ANCA 相关的血管炎、淋巴瘤等最容易累及肺部，而此患者的影像学表现为结节样病变更倾向于血管炎的肺部表现，因此尽快围绕血管炎完善检查进行病理学确定尤为重要；此外，在感染性疾病中也要考虑一些机会性感染或特殊感染（结核、真菌等以肉芽肿为改变的）可能；因此相关的病原体检查也需要完善；在血管炎的治疗过程中需要使用较大剂量的激素，全身激素使用过程中又会导致真菌、结核感染风险的增加，激素减量过快也会导致疾病反复，此患者在治疗过程中由于激素减量或停用等导致疾病反复，在疾病治疗中需要和肾脏科医生联合制订全程管理方案；在疾病反复、影像学出现新病灶时候鉴别血管炎肺部病灶是否合并感染也是非常困难的，有时候需要关注患者伴随的临床表现以及药物治疗的转归，必要时还需要经皮肺穿刺再次明确病理。

（病例提供者：李君杰）

（点评专家：陈晓炎　陈永熙　周　敏）

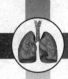

参考文献

[1]yates M，Watts RA，bajema IM，et al.EULAR/ERA–EDTA recommendations for the management of ANCA–associated vasculitis[J]，Ann Rheum Dis，2016，75（9）：1583.

[2]alexandre WSS，henrique AM，et al.Recommendations of the Brazilian Society of Rheumatology for the induction therapy of ANCA–associated vasculitis[J]，Rev Bras Reumatol Engl Ed，2017，57（Suppl 2）：484–496.

病例13　当隐球菌碰上Cushing综合征

一、病历摘要

（一）病史简介

患者女性，32 岁，因"间断咳嗽 1 年伴肾上腺肿物"入院。

1 年前患者于春季无明显诱因下出现间断轻微咳嗽，无咳痰、发热、胸闷气促等不适，当地医院予抗感染治疗好转后未再就诊。2 个月前因颜面部肿胀、体重增加、闭经于我院内分泌科临床诊断为 Cushing 综合征（腹部 CT 提示左肾上腺肿块 3cm），拟行肾上腺手术。术前评估行胸部 CT 提示两下肺多个斑片状、结节状高密度影伴周围渗出改变，为进一步诊治收治入我院。患者既往有乙肝小三阳病史15 年，1 年前曾于动物园喂养鸽子。病程中，患者神清，精神可，胃纳睡眠可，大小便正常，近 5 个月来体重明显增加。

（二）体格检查

体温 37.1 ℃，脉搏 116 次 / 分，呼吸 22 次 / 分，血压 175/121mmHg；BMI23.11，BSA：1.49cm^2。满月脸，面部水肿，颈软，气管居中，两肺听诊呼吸音清，两肺底呼吸音减低，未及明显干湿啰音。心律齐，未及病理性杂音。腹软，无压痛，未及明显包块，双下肢无水肿。腰部右肩胛水平可触及一直径 4cm 质软肿块，表面青紫，皮温不高，张力不高。

（三）辅助检查

血常规、肝肾功能、凝血功能等基本正常。低钾 3.18mmol/L（正常值 3.5-5.5mmol/L），肿瘤指标提示细胞角蛋白 19 3.81ng/ml（正常值 3.5-5.5mmol/L），余均正常范围；免疫相关指标（ANCA、ANA、ENA、免疫球蛋白）均在正常范围；感染相关指标包括血沉、C 反应蛋白均正常，T-spot 阴性，G 试验阴性，但乳胶凝集试验阳性（1 ： 2560）。痰培养未见明显菌落生长。内分泌激素相关指标提示ACTH：7.74pg/ml（正常值 3.5-5.5mmol/L），血皮质醇（8AM）23 μ g/dl，24 小时尿皮质醇 431.65 μ g/24h。

入院肾上腺 CT 提示左侧肾上腺占位，腺瘤可能大；附见胰尾部突起结节，肝脏多发钙化灶。头颅 MRI：左侧颞叶后部腔隙灶。患者 CT 定位下经皮肺穿刺病理提示送检肺组织见大量真菌孢子、类上皮细胞增生、散在多核巨细胞、泡沫样组织细胞、纤维组织增生，较多急慢性炎症细胞浸润。外院乳胶凝集试验定量 1：2560。

特殊染色：PAS（+），六氨银（+），诊断肺隐球菌感染。

二、诊治过程

结合患者上述现病史、体征和实验室检查，临床诊断考虑为：肺隐球菌病、Cushing 综合征伴左侧肾上腺占位、低钾血症、高血压、慢性乙型病毒性肝炎、右侧下腰部皮下肿块。经过 MDT 讨论，参照 2010 版 ATS 成人及重症患者肺部真菌感染诊治指南，给予氟康唑 400mg/d 静脉滴注 4 周，后减量为氟康唑 300mg/d 口服 4 周，同时给予酮康唑 125mg/d 口服控制 Cushing 综合征，待隐球菌病控制后行肾上腺手术。右侧腰部肿块切开引流考虑脓肿感染，给予二代头孢抗感染后脓肿愈合。但 8 周后复查胸部 CT 两肺下叶背段新发多发斑片、结节状高密度影，部分有空洞形成（病例 13 图 1）。

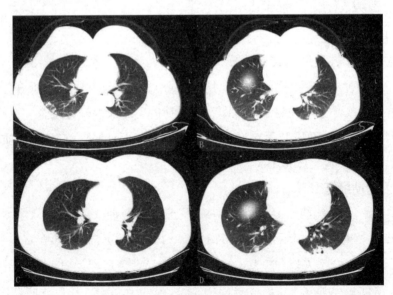

病例13图1　氟康唑治疗后复查1

注：右下叶胸膜下病灶的范围和密度均较前明显进展，且左下肺胸膜下出现厚壁空洞样病灶（A、B：2016 年 2 月 14 日；C、D：2016 年 4 月 23 日）。

考虑该患者治疗效果不理想的原因可能是：① Cushing 综合征患者免疫抑制状态，给予酮康唑加量至 200mg/d，每天两次口服控制肾上腺皮质功能至减退状态（晨皮质醇水平 < 4μg/dl，尿皮质醇水平 < 40μg/24h），再加用晨服可的松 12.5mg/d 恢复体内皮质激素水平；②进一步排查是否合并其他机会性感染，行腰椎穿刺获取脑脊液及相关检查，细胞分类显示有核细胞 2×10^6/L，潘氏试验（－），抗酸杆菌（－），细菌、真菌培养（－），隐球菌（－）；生化提示氯化物 120mmol/L，糖 4mmol/L，蛋白定量 307mg/L。头颅 MRI 未见明显异常，同时完善外周血结核感染 T 细胞斑点试验（T-spot）、1，3 葡聚糖（G 试验）、半乳甘露聚糖（GM 试验）均为阴性；③氟康唑耐药。治疗方案调整为兼顾隐球菌及曲真菌的两性霉素 B 脂质体 30mg［0.5mg/（kg·d）］第 1 天，50mg［0.7mg/（kg·d）］第 2 天，70mg［1mg/（kg·d）］第 3 ~ 第 28 天，静脉滴注，复查乳胶凝集定量 1：2460，患者出院后至外院继续静脉滴注 4 周（根据指南推荐针对免疫缺陷患者治疗效果不佳可适当延长疗程 6 ~ 10 周，该患者两性霉素 B 脂质体总疗程为 8 周）。后改为口服氟康唑 200mg/d 维持 6 个月（根据指南推荐的二级预防）。期间监测乳胶凝集定量始终波动于 1280 左右，告知其围术期感染风险，家属一再要求暂缓手术。

2016 年 12 月复查乳胶凝集定量 1：640，故于 2016 年 12 月 23 日于我院泌尿外科行腹腔镜下左侧肾上腺部分切除术，术后病理为肾上腺皮质腺瘤。术后口服醋酸可的松激素替代治疗（每天 3 次，每次 12.5mg），满月脸较前好转，但术后 2 个月复查乳胶凝集定量 1：1280，考虑激素替代治疗中宿主仍处于免疫缺陷状态，既往氟康唑治疗效果欠佳，故给予两性霉素 B 脂质体 50mg/d［1mg/（kg·d）］治疗 8 周，肺内病灶较前明显吸收（病例 13 图 2）。

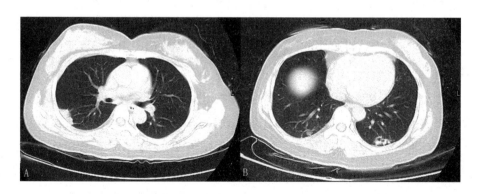

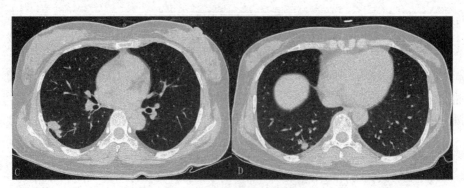

病例13图2　氟康唑治疗后复查2

注：左下叶胸膜下空洞样病灶较前完全吸收，右下叶胸膜下宽基底病灶较前吸收，右下叶近膈顶胸膜下结节样病灶密度较前稍密实（A、B：2016 年 5 月 27 日，两性霉素治疗 2 周；C、D：2017 年 2 月 28 日，左肾上腺腺瘤切除术后 2 个月）。

三、病例讨论

1. Cushing 综合征合并肺内结节 / 肿块需排查隐球菌感染可能

隐球菌病是全球泛发的侵袭性真菌病，引起人类感染的隐球菌主要为新型隐球菌，主要包括新生变种、格特变种、格鲁比变种这 3 个变种，中国以新生变种为主。最常见的感染部位是中枢神经系统，其次为肺部和皮肤。

隐球菌感染多数是经呼吸道吸入隐球菌孢子进入人体，肺是感染的首发部位。病变多局限于肺部，较少出现症状。有免疫受损的慢性病患者（如该例 Cushing 综合征，其他诸如晚期恶性肿瘤、白血病、长期接受大剂量激素、广谱抗生素及抗癌药等治疗），吸入真菌后在肺内形成病灶，可经血行播散至全身，易侵入中枢神经系统，也可由皮肤累及。新生隐球菌抗原能够抑制或下调体液和细胞免疫反应。无荚膜的新生隐球菌在肺部环境中可迅速合成荚膜，使肺泡巨噬细胞对它的摄取、吞噬能力削弱。新生隐球菌能在37℃生长，而非致病性隐球菌在此温度不能生长。隐球菌含有多糖荚膜、酚氧化酶系统等毒力因素[1]。

根据患者免疫状态的不同，可形成无症状者和重症患者两种表现。无症状者见于免疫机制健全者，组织学上表现为肉芽肿病变；重症患者有显著气急和低氧血症，并常伴有基础疾病和免疫抑制状态。影像学表现多种多样，无特异性改变，主要表现为：①孤立性块影，多见于原发性肺隐球菌病；②单发或多发结节影；③单发或多发斑片状影，约 10% 患者有空洞形成，常为继发性肺隐球菌病；④弥漫性粟粒状阴影；⑤急性间质肺炎型，此型少见。

Cushing 综合征患者高皮质醇血症可增加机会性感染风险；相较于异位 ACTH 综合征，Cushing 综合征患者感染隐球菌风险更高，可能与其血皮质醇水平较高有关。血皮质醇水平与隐球菌感染风险相关性尚不明确。淋巴细胞减低及肺内多发渗出病灶可能是预后不良的预测因子[2]。

2. Cushing 综合征合并肺隐球菌病的治疗方案兼顾两者

2010 版 ATS 成人及重症患者肺部真菌感染诊治指南[3] 指出，免疫健全者若为隐球菌定植无须抗真菌治疗；轻度局限于肺部感染，给予氟康唑 400mg/d（6 个月）或伊曲康唑 400mg/d（6 个月），若疗效不理想，则需延长疗程；中枢感染或播散性感染，给予两性霉素 B 0.7 ~ 1.0mg/（kg·d）和（或）氟胞嘧啶 100mg/（kg·d）（2 周），之后给予氟康唑或伊曲康唑 400mg/d（10 周），若疗效不理想，则需延长疗程；肺部大块型病变或治疗显示耐药，需要行手术切除。

免疫缺陷者若培养阳性的肺部隐球菌病，无症状或轻度感染，给予氟康唑 400mg/ 大或伊曲康唑 400mg/d（6 ~ 12 个月），之后氟康唑 200mg/d；中枢感染或播散性感染，给予两性霉素 B 0.7 ~ 1.0mg/（kg·d）和（或）氟胞嘧啶 100mg/（kg·d）（2 周），之后给予氟康唑或伊曲康唑 400mg/d（8 周），之后氟康唑 200mg/d；两性霉素 B 脂质体 3 ~ 6mg/（kg·d）（6 ~ 8 周），之后氟康唑 200mg/d。若疗效不理想，则需延长疗程。

局灶性病灶如皮肤或肺部肉芽肿及空洞等，在未合并中枢神经系统隐球菌病的情况下，可以考虑手术切除。肺部病灶可局部切除，治疗疗程短，但手术创伤大。手术前后需要用药物治疗，以控制隐球菌感染；单纯手术后出现隐球菌性脑膜炎的比例较高。

Cushing 综合征患者免疫抑制状态可能影响抗真菌治疗效果，但肺真菌感染控制不佳，行肾上腺手术可能导致真菌感染全身播散；且患者有乙肝小三阳病史，抗真菌治疗可能会诱发肝功能异常，更换为两性霉素可能会进一步引起肝肾功能损害。需要密切的随访与监测，及时根据结果调整相应的治疗方案，具有个体化差异。

3. 手术的时机如何把握？

Cushing 综合征的围术期管理对于疾病本身的预后十分重要，首先需要明确疾病严重程度和是否系 ACTH 依赖性及异位 ACTH 综合征，这影响手术的治疗效果和疾病复发。术前给予抑制肾上腺皮质激素分泌的药物例如酮康唑等，甲状腺功能减退患者需要使用甲状腺素，针对高血压、高血糖及高血脂进行对症处理[4]。

该例患者 Cushing 综合征合并隐球菌感染，若早期切除肾上腺腺瘤，术后肾上腺功能恢复期需要口服皮质激素替代，造成宿主免疫功能进一步下降，加重隐球菌感染或抗真菌治疗的耐药性。若过晚切除肾上腺腺瘤，宿主的内源性免疫缺陷状态无法得到纠正，造成隐球菌感染的治疗不彻底，形成恶性循环。因此临床可以通过检测血皮质醇、血 ACTH 变化，待其恢复并维持正常水平 1 个月后，影像学吸收或稳定时，乳胶凝集试验定量检测持续下降并保持稳定，尽早进行肾上腺腺瘤切除，推荐围术期进行充分的抗真菌感染治疗。关于提示手术时机的生物学标志物还需要开展更多的临床研究进行探索与验证。

四、病例点评

隐球菌病是由隐球菌感染引起的一种全球性真菌病，现已成为一种常见的机会感染性疾病，发病率逐年上升，而增加的病例大多为非 HIV 感染的人群。因其临床表现、影像学表现无特异性，容易误诊或延迟诊断而使病情恶化，有的患者因症状轻体检发现。隐球菌荚膜多糖抗原的检测因其较高的敏感性和极高的特异性，在脑脊液中的阳性结果可作为隐球菌脑膜炎的确诊标准，血清中的阳性结果没有相关的指南推荐但可作为诊断的重要依据。组织病理学检查仍是确诊肺隐球菌病的"金标准"。本例患者存在 Cushing 综合征属免疫功能部分缺陷人群，常规术前评估发现肺内团片结节，分布于下肺外周呈宽基底状，紧贴胸膜。根据以上特征，我们临床高度考虑隐球菌感染可能，最终通过外周血乳胶凝集试验以及肺穿刺病理诊断为肺隐球菌病。因其非 HIV 感染者且无中枢神经系统症状，当时我们未行腰椎穿刺排查中枢神经系统隐球菌是否受累。国内外指南较为统一，推荐氟康唑 400mg/d，6 ~ 12 个月治疗为首选。

治疗过程中需要密切随访患者的临床症状、体征及胸部影像资料，若疗效欠佳则需进一步评估最初诊断的正确性，是否存在并发症如隐球菌播散、隐球菌球的存在，有否耐药现象，另外还需判断是否发生免疫重建炎症综合征（IRIS）等。若肺内病灶持续存在且局限的患者可考虑外科手术。本例患者规律治疗后肺内病灶进展，我们完善了相应的鉴别诊断，除外隐球菌的播散以及合并其他感染或非感染性疾病后，积极调整其基础疾病状态，并加强抗真菌治疗策略。采用了较长疗程的治疗，从初诊起共治疗 10 个月，待肺内病灶控制后行肾上腺腺瘤手术。

对于宿主免疫低下的患者隐球菌病容易播散且治疗疗程更长，建议进行脑脊液的有关检查，在治疗过程中或结束后出现症状和体征复发，应仔细鉴别是病情未得到控制（耐药或并发症）还是 IRIS。

（病例提供者：孙娴雯）

（点评专家：包志瑶　周　敏）

参考文献

[1]Bahn YS，Sun S，Heitman J，et al.Erratum：Microbe Profile：Cryptococcus neoformans species complex[J].Microbiology（Reading），2020，166（12）：1191.PMID：33357260.

[2]Lu L，Zhao YY，Yang HB，et al.Cushing's disease with pulmonary Cryptococcus neoformans infection in a single center in Beijing，China：A retrospective study and literature review[J].J Formos Med Assoc，2019，118（1 Pt2）：285-290.PMID：29884527.

[3]Limper AH，Knox KS，Sarosi GA，et al.An official American Thoracic Society statement：Treatment of fungal infections in adult pulmonary and critical care patients[J].Am J Respir Crit Care Med，2011，183（1）：96-128.PMID：21193785.

[4]Dalmazi GD，Reincke M.Adrenal surgery for Cushing's syndrome：An update[J].Endocrinol Metab Clin North Am，2018，47（2）：385-394.PMID：29754639.

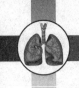

病例14　以嗜酸性粒细胞升高伴胸腔积液为首发表现的肺动脉肉瘤

一、病历摘要

（一）病史简介

患者男性，47岁，因"咳嗽胸闷1个月余"入院。

1个月前患者无明显诱因下出现咳嗽、胸闷，干咳为主，无发热、盗汗、胸痛、气促等不适，至当地医院住院期间曾有发热，最高37.5℃，血常规提示嗜酸性粒细胞％7.8%，嗜酸性粒细胞计数0.6×10^9/L，胸部CT示右肺多发微小结节，右侧炎性病变，给予左氧氟沙星＋头孢尼西10天，复查胸部CT炎症较前进展，并出现右侧胸腔积液，胸腔积液回报单核细胞为主的渗出液，ADA正常，调整为莫西沙星抗感染治疗4天，症状无明显好转。后至徐州某某附属医院住院治疗，胸腔积液脱落细胞未见恶性肿瘤细胞，涂片可见大量淋巴细胞以及嗜酸性粒细胞，完善骨髓穿刺，提示嗜酸性粒细胞比例增多症，血常规示嗜酸性粒细胞％20%，嗜酸性粒细胞计数1.74×10^9/L，考虑肺嗜酸性粒细胞增多症，给予氯雷他定抗过敏治疗以及莫西沙星抗感染，患者症状无好转，现为进一步治疗转至我院。患者既往有慢性乙型病毒性肝炎，恩替卡韦治疗2年，过敏性鼻炎20余年，从事药师工作否认有毒、有害物质接触史。

（二）体格检查

入院：体温36.8℃，心率73次/分，呼吸18次/分，血压111/59mmHg。神清，精神可，呼吸平稳，氧饱和度99%。皮肤无瘀点、瘀斑，巩膜无黄染，各浅表淋巴结未触及肿大。颈软，气管居中，无颈静脉充盈，口唇无发绀。胸廓对称，右下肺语颤稍减弱，未及胸膜摩擦感，左肺叩诊清音，右下肺叩诊实音，右下肺呼吸音低，未闻及干湿啰音。心律齐，未闻及病理性杂音。全腹平软，无压痛、反跳痛，Murphy征阴性，肝脾肋下未及，无移动性浊音，双下肢无水肿，周径对称，未见浅表静脉曲张。NS（－）。

（三）辅助检查

血常规：嗜酸性粒细胞 % 7.0%，嗜酸性粒细胞计数 $0.39 \times 10^9/L$，余基本正常。尿常规、便常规正常。DIC：活化部分凝血活酶时间 29.9 秒（参考值 22.3–38.7 秒），凝血酶原时间 12.3 秒（参考值 10–16 秒），国际标准化比值 1.04，纤维蛋白原 3.7g/L（参考值 1.8–3.5g/L），D- 二聚体 2.19mg/L（参考值 < 0.55mg/L），纤维蛋白原降解产物 7.6mg/L（参考值 0–5mg/L），B 型钠尿肽原 232.7pg/ml（参考值 5–349pg/ml），心肌蛋白正常。IgE 70.7U/ml（参考值 5.0–165.3U/ml）。

胸部 B 超：右侧胸腔内肺底可见无回声区，最大深度约 21mm，不易穿刺，左侧无胸腔积液。

下肢动静脉超声：血流参数未见明显异常，双下肢深静脉血流通畅。

心脏彩超：未见明显异常。

肺功能：轻度阻塞性通气功能障碍，弥散功能轻度减退，外周和中心气管阻力均正常，舒张试验阴性。

外院 PET-CT 回报肺下叶斑片状高密度影伴葡萄糖代谢稍高。右侧胸膜增厚，右侧胸腔积液；纵隔斑片状葡萄糖代谢性增高。

肺动脉 CTA 示右肺动脉主干栓塞，右肺少许渗出，右侧少量胸腔积液（病例 14 图 1）。

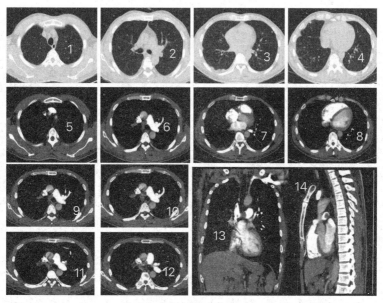

病例14图1　2020年5月27日肺动脉CTA示右肺动脉主干栓塞，
右肺少许渗出，右侧少量胸腔积液

入院后行骨髓穿刺活检，骨髓涂片见骨髓增生活跃，粒系增生活跃，嗜酸粒细胞可见。AKP 积分：40 分 /100N.C，红系增生活跃，以中晚幼红细胞为主，成熟红细胞大小不一（+/-）。巨系尚增生，血小板散在或成簇可见。骨髓增生活跃，粒、红二系增生活跃，巨系尚增生，血小板散在或成簇可见。骨髓流式细胞：未见异常造血细胞群体。病理：纤维、骨、碎骨，局部区域小梁间三系造血细胞基本正常范围，粒红比正常范围，嗜酸细胞占比大致正常范围（< 5%）。

二、诊治过程

结合患者上述现病史、体征和实验室检查，临床诊断为右肺动脉栓塞，评估患者情况，中年男性，既往无血栓危险因素，无下肢深静脉栓塞，起病隐匿，缓慢进展，无突发呼吸困难、胸痛等表现，与急性血栓性肺栓塞不同，结合影像：主干病灶，膨胀性生长，中央强化不均，与血管壁分界模糊，PET-CT 局部高代谢等，经MDT 讨论后考虑恶性肿瘤不能排除，请心脏外科会诊后，排除禁忌后在全身麻醉、体外循环下行肺动脉内肿瘤切除术，术中：至右肺动脉开始完整剥除肺动脉内膜至肺段血管水平（病例 14 图 2）。剥除后直接肺动脉测压 45/11（21）mmHg。术后病理证实"肺动脉内膜肉瘤"，属高级别未分化肉瘤。术后患者恢复良好，并接受了3 次化疗，方案：多美素 60mg 第 1 天＋异环磷酰胺 2.5g 第 1 ~ 第 3 天，定期心外随访肺动脉 CTA 及心脏彩超（病例 14 图 3）。

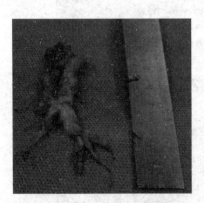

病例14图2　手术完整剥除肺动脉
内膜至肺段血管水平

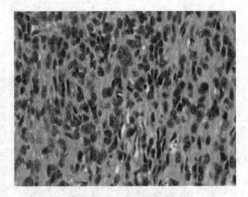

病例14图3　术后病理

术后病理提示"肺动脉血栓"恶性梭形细胞肿瘤伴坏死，免疫组化 Vimentin（+），CD56（+），CD99（+），MDM-2（+），CDK4（少 +），Ki67（热点区约 30%+），SMA（-），MyoD1（-），AE1/AE3（-），Desmin（-），Myogenin（-），

S-100(－)，CD34(－)，CD31(－)，Factor8(－)，BCL-2(－)，HHV-8，ALK-1(－)，STAB2 FISH 检测结果（FISH20-1332）MDM2 基因分布情况：簇状分布 MDM2 基因检测结果：（+），符合"肺动脉血栓"动脉内膜肉瘤，伴坏死，免疫组化标记结果未提示明确分化方向，符合高级别未分化肉瘤。

三、病例讨论

1. 患者以胸闷、咳嗽为主要表现，发现右肺炎症改变伴胸腔积液，外院为何第 2 次胸腔积液发现大量嗜酸性粒细胞，是否能诊断为高嗜酸性粒细胞增多症？

胸腔积液中大量嗜酸性粒细胞可能的原因有：感染（细菌、真菌、病毒、寄生虫？）、过敏性肺泡炎、慢性嗜酸性粒细胞性肺炎、嗜酸性肉芽肿血管炎（EGPA）、变应性支气管肺曲霉病、肿瘤（淋巴瘤、间皮瘤、高嗜酸性粒细胞综合征、慢性嗜酸性粒细胞白血病等）、外伤等。患者入院后完善相关检查未发现外周嗜酸性粒细胞明显增多、无寄生虫、真菌感染等依据，根据该患者初次肺穿刺引流胸腔积液未发现嗜酸性粒细胞增多，故我们考虑与患者的有创操作（胸腔穿刺术）相关，为外伤性胸膜反应引起的。

患者外院诊断为嗜酸性粒细胞增多症，符合外周血嗜酸性粒细胞绝对计数＞$0.5 \times 10^9/L$ 的诊断标准，但无法诊断为高嗜酸性粒细胞增多症，外周血 2 次检查（间隔时间＞1 个月）嗜酸性粒细胞绝对计数＞$1.5 \times 10^9/L$，和（或）骨髓有核细胞计数嗜酸性粒细胞比例≥20%，和（或）病理证实组织嗜酸性淋巴结广泛浸润；和（或）发现嗜酸性粒细胞显著沉积（在有或没有较明显的组织嗜酸粒细胞浸润情况下）。同时特发性嗜酸性粒细胞增多综合征依据不足（idiopathic hypereosinophilic syndrome，IHES），诊断 IHES 需要：①间隔至少 1 个月 2 次外周血嗜酸性粒细胞绝对计数＞$1.5 \times 10^9/L$，伴或不伴组织型嗜酸性粒细胞增多；②存在由于外周血和（或）组织型嗜酸性粒细胞增多导致的组织器官损伤或功能障碍，并除外导致组织器官损伤的其他原因及疾病；③排除克隆性、继发性／反应性因素引起的嗜酸性粒细胞增多，如寄生虫感染、药物引起，过敏性疾病，结缔组织病、急慢性嗜酸性粒细胞白血病或其他实体肿瘤。该患者无 2 次以上嗜酸性粒细胞增多，骨髓穿刺未见大量嗜酸性粒细胞增生，同时目前确诊肺动脉肉瘤，无法排除肿瘤相关因素，故而诊断不成立。

2. 慢性肺动脉栓塞与肺动脉肉瘤的预后与治疗反应有明显差异，如何早期鉴别血栓与肿瘤引起的栓塞？

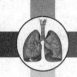

原发性肺动脉肉瘤是一种罕见的恶性肿瘤，其临床症状酷似慢性肺栓塞（缓慢出现的呼吸困难、劳累性气促），但抗凝无效需考虑这种疾病而非肺动脉栓塞。国内外文献报道大多数病例在手术前多被误诊为肺栓塞[1]。肺栓塞患者多有栓塞高危因素及下肢深静脉血栓形成或肺血栓栓塞病史，发生部位不定，如发生于肺动脉主干者症状较明显，可有急性呼吸困难、胸痛等，经抗凝或溶栓治疗后症状改善迅速，而发生于肺动脉分支或亚段的患者症状较轻，抗凝治疗效果良好。肺动脉肉瘤临床表现不典型，起病缓和，静息状态多可代偿，患者多无明确血栓栓塞病史及高危因素，抗凝或溶栓治疗反应不佳。影像上肺动脉肉瘤多以肺动脉主干充盈缺损为主，可累及双侧肺动脉，肿块形态不规则，在面向血流面边缘饱满、隆起，甚至呈分叶改变[1]。部分 CTPA 可见肺动脉血管壁被浸润的表现，原发性肺动脉肉瘤多起源于肺动脉主干肺动脉瓣部位的一侧肺动脉内膜或中层，在内膜或中层中潜行生长，并逐渐占据肺动脉腔，在接近肺动脉瓣一侧肺动脉壁缺蚀样改变[2]，而慢性肺动脉栓塞患者其肺动脉壁光整。有研究报道 85% 肺动脉肉瘤发生于肺动脉主干，71% 累及右肺动脉，部分可累及右室流出道。此外，肺动脉肉瘤患者在诊断时已存在转移病灶，如肺内、纵隔转移病灶，也可作为其主要的鉴别点[1]。肺动脉肉瘤患者的 D- 二聚体多为正常也是重要的鉴别诊断依据。MRI 可清晰显示肺动脉腔内软组织肿块附着于肺动脉壁向双侧肺动脉分支蔓延，周围可见受压变窄的血管腔呈流空低信号，常伴有右心增大，增强时可见病变中度或明显强化，肿瘤坏死出血时，可出现不均匀强化[3]。PET-CT 可见管腔内软组织肿物 SUV 增高，提示恶性成分。超声心动图可见肺动脉肉瘤表面不规则，多为不均质强回声，并可见包膜回声，呈分叶或息肉状；瘤体早期尚未充满血管腔时，有一定的活动度，而血栓则固定不活动；超声能发现肿瘤内的血流信号，而血栓则无血流信号[4]。如发现肿瘤侵及肺动脉瓣或异常回声肿块随血流"摆动"，则能辅助诊断[3]。

3、原发性肺动脉肉瘤的分型、治疗方案选择与预后情况是怎样的？

肺动脉肉瘤的预后较差，未经手术治疗平均生存时间仅有 1.5 ~ 3 个月，目前以手术切除及放化疗为主要治疗手段。手术治疗后生存时间可延长至 12 ~ 18 个月，少数报告术后放化疗辅助下可存活 45 ~ 62 个月。双侧肺动脉病变、合并向肺动脉外浸润时，患者已失去手术机会。目前无统一化疗方案及指南推荐，常用化疗药物有：表柔比星、阿霉素、异环磷酰胺、顺铂等。可辅助放疗[5]。病理类型可能与预后有一定关系，主要 5 类：未分化肉瘤（31.2%）、平滑肌肉瘤（15.9%）、梭状细胞肉瘤（13.8%）、恶性纤维组织肉瘤（7.2%）、纤维肉瘤（5.1%）。有研究表明平滑肌肉瘤预后最好，横纹肌肉瘤预后最差 [6]。

四、病例点评

该患者突出特点表现为胸腔积液嗜酸性粒细胞增多。胸腔积液嗜酸性粒细胞增多（pleural fluid eosinophilia，PFE）也称为嗜酸性粒细胞性胸腔积液，是指胸腔积液的有核细胞计数中嗜酸性粒细胞含量超过 10%。胸膜刺激或创伤（如气胸、血胸、胸腔手术）和恶性肿瘤是常见的原因。气胸、血胸、开胸手术、胸腔镜或反复胸膜腔穿刺这类胸膜刺激或创伤可导致 PFE。恶性胸腔积液中 PFE 的发生率较低，据报道为 2.3% ~ 6.8%。PFE 患者中胸膜恶性肿瘤的发生率为 6% ~ 40%。肺栓塞也是 PFE 的重要原因。肺栓塞患者中 30% ~ 50% 伴有胸腔积液，这些积液中 18% 存在嗜酸性粒细胞增多。其积液量通常较少（不到半侧胸腔的 1/3），且为单侧性渗出。1/2 ~ 2/3 积液由于肺梗死而呈血性。该患者发病初期表现为"肺炎"和胸腔积液。其"肺炎"可能为肺梗死表现。由于缺乏外院 CT 影像结果，无法判定是否为典型的尖端指向肺门的梗死灶。患者入院时 D- 二聚体升高，不能排除患者在肺动脉肉瘤阻塞的基础上伴发了急性血栓栓塞性肺栓塞，最终造成肺梗死，右侧渗出性胸腔积液和嗜酸性粒细胞增高的情况。因此，在遇到不明原因，尤其是排除了常见原因后仍不能明确的患者，肺栓塞导致的嗜酸性粒细胞增多需要引起我们的关注。

另外一点是肺动脉血栓栓塞与肿瘤性栓塞的鉴别。该患者入院后完善了 CTPA 提示右肺动脉主干肺栓塞。鉴别除了上述要点外，慢性肺栓塞常常有急性发作后自行缓解的病史，可伴有下肢静脉曲张。而肺动脉恶性肿瘤通常是缓慢进行性发展，通常无下肢静脉曲张。但也要注意肺动脉恶性肿瘤合并同时存在下肢静脉曲张的情况。影像学检查是诊断的重要工具。肺动脉内恶性肿瘤 CTPA 表现为膨胀性生长，可侵犯临近组织，强化后 CT 值增高，密度不均匀，通常无钙化。另外，可有右心扩大、肺动脉近端增宽等间接征象。心脏超声检查也是诊断肺动脉恶性肿瘤的重要方法。超声同时还能测定肺动脉压力及右心房心室的形态，可能存在右室负荷增加的情况。该患者心脏彩超正常，疾病更加隐匿，更容易出现漏诊情况。如怀疑肺动脉恶性疾病，术前可采用 CT 引导下肺动脉肿物穿刺术，具有一定的风险和假阴性率。术前还需要注意排查全身其他器官恶性肿瘤的情况，排查肺动脉转移性恶性肿瘤。

治疗方面采用手术为主，术后联合放化疗可提高生存时间。总体来说预后不良，多死于右心衰竭。

（病例提供者：虞有超）

（点评专家：刘　崇　周　敏）

参考文献

[1]Blackmon SH，Reardon MJ.Pulmonary artery sarcoma[J].Methodist DeBakey cardiovascular journal，2010，6（3）：38-43.

[2]Gan HL，Zhang JQ，Huang XY，et al.The wall eclipsing sign on pulmonary artery computed tomography angiography is pathognomonic for pulmonary artery sarcoma[J].PloS one，2013，8（12）：e83200.

[3]Kim C，Kim MY，Kang JW，et al.Pulmonary Artery Intimal Sarcoma versus Pulmonary Artery Thromboembolism：CT and Clinical Findings[J].Korean journal of radiology，2018，19（4）：792-802.

[4]Attinà D，Niro F，Tchouanté P，et al.Pulmonary artery intimal sarcoma.Problems in the differential diagnosis[J].La Radiologia medica，2013，118（8）：1259-1268.

[5]Assi T，Kattan J，Rassy E，et al.A comprehensive review on the diagnosis and management of intimal sarcoma of the pulmonary artery[J].Critical reviews in oncology/hematology，2020，147（6）：102889.

[6]沈凌.原发性肺动脉肉瘤的诊治进展[J].国际呼吸杂志，2009，29（20）：1259-1263.

病例15　易误诊为肺部感染的肺原发性淋巴瘤

一、病历摘要

（一）病史简介

患者男性，22 岁，因畏寒发热伴咳嗽咳痰半个月入院。

现病史：患者半个月前因受凉感冒后出现畏寒发热，最高体温达 39℃，发热多在夜间 7 ~ 8 点，白天体温可降至正常，伴有咳嗽、咳痰，呈白色黏液样痰，痰较少，不易咳出。发热时伴有乏力、食欲缺乏、活动后有胸闷不适，当时无胸痛、咯血、气促、心悸；无头晕、头痛，在当地诊所抗感染治疗 3 天（头孢曲松 2.0，2 次 / 日）症状未见好转，仍有夜间高热。2015 年 5 月 16 日来我院急诊就诊查血常规：白细胞计数 7.87×10^9/L、中性粒细胞 % 79.5%；肝肾功能正常；胸部 CT 示双肺多发高密度阴影。予泰能（注射用亚胺培南西司他丁钠）1.0 1 次 /8 小时抗感染、兰苏（盐酸氨溴索口服溶液）化痰治疗 3 天效果不佳，后出现口腔溃疡及背部皮疹，并有排黑便 5 ~ 6 次，呈稀糊状，无恶心、呕吐及腹痛，故收住我科。病程中，饮食睡眠差，近日消瘦明显。

（二）体格检查

血压 80/60mmHg，神清，精神差，呼吸尚平，皮肤黏膜无黄染，浅表淋巴结未触及肿大，口腔内上颚见一 2.5cm × 2.5cm 的溃疡，背部见散着皮疹。心率 127 次 / 分，律齐，未闻及病理性杂音，心浊音界扩大。双肺呼吸音增强，未闻及明显的干湿性啰音。腹软，肝脾肋下未及，双下肢无水肿。

（三）辅助检查

血常规：白细胞计数 7.87×10^9/L、中性粒细胞 % 79.5%，血红蛋白及血小板计数正常。

肝肾功能：丙氨酸氨基转移酶 193U/L，天门冬氨酸氨基转移酶 223U/L，碱性磷酸酶 31U/L，γ- 谷氨酰转移酶 9U/L，总胆红素、直接胆红素者正常，总蛋白

31g/L，白蛋白 13g/L，白球比例 0.72。

HIV（−）。

肌酸激酶 228U/L，肌酸激酶同工酶 1.6ng/ml，肌红蛋白定量 42ng/ml，肌钙蛋白 I 0.01ng/ml。

电解质：钠 125mmol/L，钾、氯正常，钙 1.51mmol/L。

胸部 CT：双肺多发高密度阴影。

肿瘤标志物：CA125 61.2U/ml，神经元特异性烯醇化酶 28.65ng/ml。

血气分析：酸碱度 7.45，氧分压 11.3kPa，二氧化碳分压 4.33kPa。

腹部 CT：胰腺形态饱满伴胰周渗出，胰腺炎待排。

尿常规：蛋白质（++）、潜血（+++）。

二、诊治过程

入院后完善相关检查，综合患者情况，首先考虑多系统累及的自身免疫性疾病、感染性疾病以及肿瘤性疾病等。入院后 HIV 检查结果阴性；骨髓穿刺提示三系增生无异常。可见 1% 噬血细胞。外周血涂片提示三系增生明显下降。风湿免疫指标均为阴性。T·SPOT 检查结果：A 抗原 80；B 抗原：40；B 超提示浅表及内脏淋巴结多发肿大；锁骨上淋巴结活检提示不典型淋巴结样增生。EBV IgM/IgG 检查阳性。PET-CT 提示两肺多发、腹腔以及睾丸多发高代谢病灶（病例 15 图 1）。完善 CT 引导下经皮肺穿刺，病理确诊为肺 NK/T 细胞淋巴瘤（病例 15 图 2）。

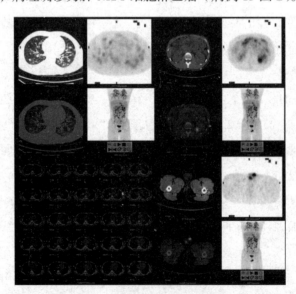

病例15图1　PET-CT：两肺多发、腹腔以及睾丸多发高代谢病灶

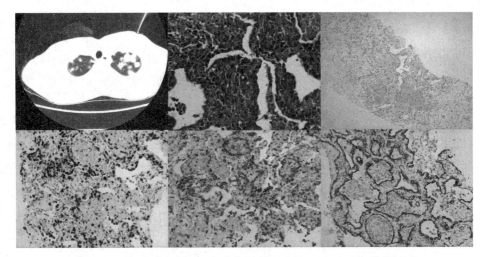

病例15图2　CT引导下经皮肺穿刺病理确诊：肺NK/T细胞淋巴瘤

三、病例讨论

原发性结外淋巴瘤是指淋巴瘤主体病变在结外器官或者组织，伴或不伴有区域淋巴结的浸润。可见结外的任何器官和组织，如胃肠道、中枢、鼻咽、头颈、肺、腹膜、腹膜后、泌尿生殖系等。因其临床表现缺乏特异性，临床误诊率高达80%以上。大部分病理改变为非霍奇金淋巴瘤[1]。

原发性肺淋巴瘤（PPL）的诊断标准[2]：

1. 影像学上显示肺、支气管受累，但未见纵隔淋巴结增大。

2. 以前从未发生过肺外淋巴瘤。

3. 通过临床体检，全身放射性核素、CT或淋巴管造影。骨髓检查及PET-CT等排除了肺外淋巴瘤或淋巴细胞白血病。

4. 发病后3个月，仍未出现肺外淋巴瘤征象。

5. 同时满足以上4点者可以诊断为原发性肺淋巴瘤。

肺淋巴瘤的影像学分类：结节、肿块型；肺炎、肺泡型；支气管血管、淋巴管型（间质型）；粟粒型；混合型。

NK/T细胞淋巴瘤有独特临床病理学特征的一类非霍奇金淋巴瘤，表现为CD_{56}^+/胞质CD_3^+淋巴细胞恶性增生性疾病；好发于男性，男女发病比例为（2.7～4）∶1；被报道与Epstein-Barr病毒（EB病毒）感染密切相关；常见发病部位为鼻咽部，位于皮肤、胃肠道、睾丸、软组织以及肺部十分罕见。其组织病理学特征表现为：血管中心性生长模式伴有凝固性坏死及溃疡，胞质CD3（+）、CD56（+）、细胞毒性颗粒相关蛋白（＋）以及 EBV 相关疾病[3, 4]。从治疗方案出发，原发性肺 NK/T 细胞淋巴瘤发病率极低，目前没有推荐治疗方案。

四、病例点评

NK/T 细胞淋巴瘤是一种高度侵袭性的淋巴瘤，起源于活化 NK 细胞或细胞毒性 T 淋巴细胞。我国 NK/T 细胞淋巴瘤约占 6%，在世界范围内发病率最高，其发病可能与 EB 病毒感染和特定的种族遗传背景相关。NK/T 细胞淋巴瘤几乎总是累及结外部位，早期以鼻腔、鼻咽、鼻窦和腭部最常见，其他鼻外好发部位包括皮肤、软组织、胃肠道和睾丸，而以肺部为首发部位的非常少见，国内外报道仅 100 余例。根据病例系列报道，肺 NK/T 细胞淋巴瘤在临床上常以发热为首发症状就诊，可伴咳嗽、咳痰、咯血等呼吸道症状；影像学主要表现为肺的结节状、条索状或片状高密度影，双肺累及多见；几乎所有病例均为 Ann Arbor Ⅳ 期。

晚期 NK/T 细胞淋巴瘤出现鼻外部位的广泛受累时，易出现噬血综合征，快速走向病危或死亡，因此，及早识别和诊断至关重要。由于肺淋巴瘤影像学缺乏特异性表现，早期容易被误诊为肺炎，加上穿刺活检标本中坏死组织多、细胞成分较杂等特点，也极大增加了肺穿刺活检标本的诊断难度，导致漏诊或误诊。肺淋巴瘤在 PET-CT 上常表现为病灶糖代谢异常增高，结合 PET-CT 表现有助于临床医生识别恶性肿瘤性病灶。NK/T 细胞淋巴瘤的形态学主要改变为凝固性坏死和多种炎性细胞混合浸润的背景上，明显多形性的肿瘤性淋巴细胞散在或灶性分布，肿瘤细胞形态学谱系较宽，以中等大小淋巴细胞浸润最常见，其分类和诊断必须结合免疫学标记 CD3、CD56 和细胞毒性分子（穿孔素、颗粒酶 B 等）进行，常规加做 EB 病毒原位杂交（EBER）对提高诊断率有极大帮助[5]。

在治疗方面，基于左旋门冬酰胺酶的抗代谢治疗方案是 NK/T 细胞淋巴瘤患者的首要选择，对于晚期患者而言，由于此类患者体内细胞被 EB 病毒感染造成相关通路激活，介导 PD-L1 的过度表达，PD-1 单抗疗效相对较好，被认为是 NK/T 细胞淋巴瘤最值得研究的药物[6]。

（病例提供者：周剑平）

（点评专家：张慕晨　周　敏）

参考文献

[1]Bashoura L，Eapen GA，Faiz SA.Pulmonary Manifestations of Lymphoma and Leukemia[J].Clin Chest Med，2017，38（2）：187-200.

[2]Shinoda K，Taki H，Tsuda T，et al.Primary pulmonary lymphoma presenting with multiple lung nodules[J].Am J Respir Crit Care Med，2014，190（9）：e30-31.

[3]Callan MF.Epstein-Barr virus，arthritis，and the development of lymphoma in arthritis patients[J].Curr Opin Rheumatol，2004，16（4）：399-405.

[4]Li L，Ma BBY，Chan ATC，et al.Epstein-Barr Virus-Induced Epigenetic Pathogenesis of Viral-Associated Lymphoepithelioma-Like Carcinomas and Natural Killer/T-Cell Lymphomas[J].Pathogens，2018，7（3）：63.

[5]Pan Z，Xu ML.T-cell and NK-cell lymphomas in the lung[J].Semin Diagn Pathol，2020，37（6）：273-282.

[6]Ding W，Wang J，Zhao S，et al.Clinicopathological study of pulmonary extranodal nature killer/T-cell lymphoma，nasal type and literature review[J].Pathol Res Pract，2015，211（7）：544-549.

病例16　小细胞肺癌副肿瘤综合征

一、病历摘要

（一）病史简介

患者男性，64 岁，因"突发记忆力下降 12 天，加重 6 天"入院。

12 天前家属发现其记忆力明显下降，以近事记忆力下降为主，表现为反复询问同一个问题，同一天反复买同一种蔬菜，计算力、定向力、远期记忆力尚可，否认发热、头痛、恶心、呕吐。当地医院头颅 CT 及 MRI 检查提示多发性腔隙性脑病灶，脑电图（–），考虑"腔隙性脑梗死"，予以尼麦角林＋长春胺治疗，效果不佳。6 天前，上述症状加重，我院神经内科门诊拟"认知障碍"收治入院。

既往体健，否认基础疾病史，否认家族遗传性疾病史。否认疫区疫水接触，无重大精神创伤。吸烟史 40 余年，20 支 / 日，未戒烟；饮酒史 20 余年，5 两 / 日，未戒酒。

（二）体格检查

体温 36.8℃，脉搏 60 次 / 分，呼吸 18 次 / 分，血压 140/74mmHg。神清，精神可，双手及双脚皮肤过度角化伴脱屑及舌裂纹，见杵状指（趾）。浅表淋巴结未及肿大。颈软，气管居中，胸廓对称，腹式呼吸为主，呼吸平稳，口唇不绀，触诊双侧胸廓扩张度对称，语音震颤无差异，无胸膜摩擦感，双肺叩诊呈清音，双肺呼吸音清，未闻及干湿啰音，语音共振正常，无胸膜摩擦音。心律齐，第一心音无增强及减弱，各瓣膜区未闻及病理性杂音和心包摩擦音。左上腹部见 6cm×6cm 包块，肠鸣音 4 次 / 分，未及血管杂音及振水音，腹软，无压痛及反跳痛，肝脾肋下未及，肝区及双肾区无叩痛，移动性浊音阴性。四肢肌力 V 级，肱二头肌、肱三头肌、桡骨骨膜反射（++），病理征（–）。

（三）辅助检查

1. 入院前辅助检查

头颅 MRI：轻度老年脑改变，部分空蝶鞍，鼻旁窦炎。

脑电图：α 波慢化趋势；前半球弥散性 θ 波偏胜。

胸片：两肺纹理略多，右下肺门稍增大。

2．入院后辅助检查

2018 年 5 月 25 日：

血常规：白细胞计数 5.30×10^9/L，中性粒细胞 % 61%，淋巴细胞 % 30%，血红蛋白 143g/L，血小板计数 142×10^9/L，C 反应蛋白 2mg/L。

肝功能、肾功能、电解质基本正常。

维生素 A、维生素 B_1、维生素 B_2、维生素 B_6、维生素 C、维生素 E 均在正常范围。

AFP、CEA、神经元特异性烯醇化酶、CA125、CA724、CA199、CA153、细胞角蛋白 19 均在正常范围。

血 ANA（－）、ANCA（－）、RF（－）。

内因子抗体 3.03AU/ml，SSA（＋），补体 C3 73mg/dl ↓，补体 C4 18mg/dl ↓。

血沉 4mm/h。

HbA1c 5.4%。

甲状腺功能基本在正常范围。

腰椎穿刺：压力 130mmH$_2$O，色清亮；有核细胞计数 1×10^6/L，细菌、真菌、隐球菌涂片＋培养（－），TB 涂片（－）。

脑脊液脱落细胞学（－）。

脑脊液生化：蛋白定量 372.89mg/ml，氯化物 129mmol/L，糖 3.6mmol/L。

脑脊液隐球菌乳胶凝集试验（－）。

血清及脑脊液副肿瘤相关抗体：抗 Hu 抗体 IgG（－），抗 Yo 抗体 IgG（－），抗 Ri 抗体 IgG（－），抗 CV2 抗体 IgG（－），抗 Ma2 抗体 IgG（－），抗 Amphiphysin 抗体 IgG（－），抗 Ma1 抗体 IgG（－），抗 SOX1 抗体 IgG（－），抗 Tr（DNER）抗体 IgG（－），抗 Zic4 抗体 IgG（－），抗 GAD65 抗体 IgG（－），抗 PKC γ 抗体 IgG（－），抗 Recoverin 抗体 IgG（－），抗 Titin 抗体 IgG（－）。

脑脊液及血清电泳：未见 IgG 寡克隆带。

脑脊液抗 N- 甲基 -D- 天冬氨酸（N-methyl-D-aspartate，NMDA）受体抗体 IgG 1 ∶ 320（＋）。

血清抗 N- 甲基 -D- 天冬氨酸（N-methyl-D-aspartate，NMDA）受体抗体 IgG 1 ∶ 1000（＋）。

2018 年 6 月 11 日头颅 MRI 增强：颅内未见明显异常强化灶。各脑室、脑池及脑沟未见明显增宽扩大或变窄。中线结构无移位。所示诸鼻旁窦区未见明显异常信号。冠状位示两侧海马高度尚可，海马旁沟未见明显增宽。

2018 年 6 月 12 日胸部 CT 增强：右肺底少许斑片条索影，两侧胸膜略增厚。左肺门区未见异常密度影。右肺门类圆形实性结节，大小约 24mm×19mm，边缘光整，邻近右肺中叶支气管动脉，病灶中央部分平扫 CT 值约 24HU，增强后 CT 值约 37HU，病灶边缘部分平扫时 CT 值约 45HU，增强后 CT 值约 78HU，病灶边缘部分中度强化。纵隔内见多发淋巴结显示，部分稍大。

2018 年 6 月 12 日上腹部＋盆腔 CT：左肾实质性占位，左前腹壁软组织肿块、跨腹壁内外生长；双侧肾上腺钙化灶；双肾多发囊性灶；肝脏微小囊肿，慢性胆囊炎；骶前软组织占位，前列腺增大伴点状钙化。

二、诊治过程

1. 初步诊断——抗 NMDA 受体脑炎 结合患者临床症状，神经系统定位诊断为高级皮层及多系统受累，定性诊断符合快速进展型痴呆。根据神经系统诊断 Midnights 原则：①代谢性脑病（M：metablism）：起病缓慢，病程较长，多在全身症状的基础上出现神经功能障碍的体征。该患者急性起病，相关代谢指标（维生素、胆红素、电解质等）正常，不支持代谢性脑病诊断；②感染性脑病（I：infection）：多有发热等全身感染中毒症状，查体可见脑膜刺激征（＋），实验室检查可见白细胞及降钙素原增高、血沉增快，脑脊液病原学检测可见致病微生物等。该患者临床症状、体格检查及实验室检查不支持感染性脑病；③变性脑病（D：degeneration）：起病缓慢，亚急性或慢性进行性加重，多合并有头颅影像学改变。该患者急性起病且头颅 MRI 基本正常，予以排除变性脑病诊断；④肿瘤相关性脑病（N：neoplasm）：患者肿瘤标志物检测正常，颅内未见占位性病变，不支持肿瘤性脑病诊断；⑤炎症性脑病（I：inflammation）：呈急性或亚急性，多于数日达到高峰，神经系统症状和体征较广泛，确诊需依靠实验室相关指标的异常，尤其是脑脊液抗体阳性，是确诊自身免疫性脑炎的金标准。该患者血清及脑脊液中抗 N-甲基-D-天冬氨酸（NMDA）受体抗体 IgG 分别为：1：1000 及 1：320，支持本病诊断可能；⑥腺体或内分泌相关脑病（G：gland）：内分泌病变一般引起系统性病变，该患者入院前后无内分泌指标显著异常，暂不考虑该类疾病；⑦遗传性脑病（H：hereditary）及中毒/外伤相关性脑病（T：toxication/trauma）：根据病史予以排除；⑧脑卒中（S：stroke）：急骤起病，患者可有面瘫、肢体无力、言语不清等临床症状，影像学可见出血或梗死灶相关改变。结合该患者头颅影像学检查及症状不支持该类诊断。

抗 N- 甲基 -D- 天冬氨酸（NMDA）受体脑炎是机体在病理条件下产生针对神经元表面或突触 NMDA 受体的抗体，进而导致的一种与抗受体抗体相关的自身免疫性疾病，临床可表现为精神异常、失眠、记忆缺陷、癫痫发作、语言功能障碍、中枢性通气不足等。常见病因有感染、肿瘤及其他不明原因。诊断金标准为脑脊液抗 NDMA 受体抗体阳性。18 岁以上女性患者约 50% 合并有单侧或双侧卵巢畸胎瘤，男性患者中则较少发生肿瘤。除卵巢畸胎瘤以外与该脑炎相关的其他肿瘤包括：睾丸生殖细胞肿瘤、纵隔畸胎瘤、小细胞肺癌、霍奇金淋巴瘤、卵巢囊腺纤维瘤和神经母细胞瘤等。

患者目前抗 NMDA 受体脑炎诊断明确，予以丙种球蛋白非特异性免疫抑制治疗、奥拉西坦促智、长春西汀改善微循环、喹硫平及左洛复改善精神症状等治疗。

2. 寻找病因　考虑该患者入院后胸腹盆 CT 提示：右肺门实性结节、左肾实质性占位、骶前软组织占位、左前腹壁软组织肿块（病例 16 图 1），住院期间予以 PET-CT 检查，结果示（病例 16 图 2）："右肺门处类圆形占位灶，直径 3.3cm，SUVmax 10.4，代谢增高，考虑恶性病变，右侧肺门淋巴结肿大，SUVmax 2.1，代谢增高，转移病变可能；左肾见类圆形软组织占位，直径 3.6cm，SUVmax 8.2，代谢增高，考虑恶性病变；双肾多发囊肿；左上腹壁皮下混杂密度占位，含脂质成分及多发钙化灶，考虑错构瘤可能。"

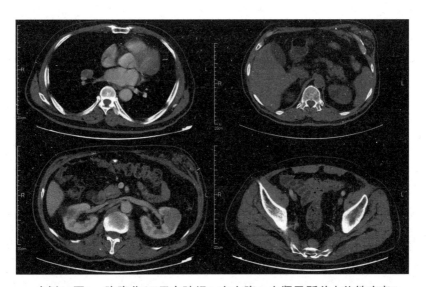

病例16图1　胸腹盆CT示右肺门、左上腹、左肾及骶前占位性病变

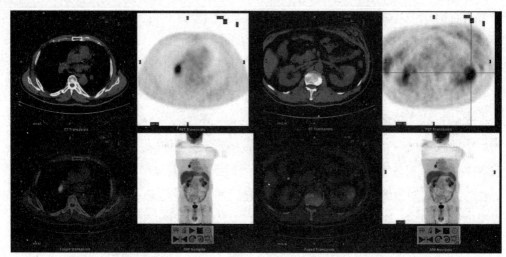

病例16图2　PET-CT结果示右肺门及左肾高代谢病变

经放射介入科及呼吸科会诊后，分别与2018年6月13日行左肾穿刺，病理示肾透明细胞癌；2018年6月19日行超声支气管检查：超声支气管镜进入右中间支气管，探的病灶直径2.3cm，密度不均匀，边界欠清晰，血供欠丰富，行TBLB活检。后EBUS病理回报：小细胞肺癌，瘤细胞AE1/AE3(弱＋)，CK8(弱＋)，CK7(散在弱＋)，CD56(＋)，CgA(极弱＋)，SYN(＋)，TTF-1(＋)，P63(＋)，Ki67(密集区约80%+)，P40(－)，NapsinA(－)，PAX8(－)，CD10(－)，Vimentin(－)，LCA(－)。2018年6月26日行左上腹壁包块穿刺，病理示：少量脂肪及纤维结缔组织，未见异型成分。骶前软组织病灶因解剖学位置原因不宜穿刺，故未行穿刺。2018年7月3日患者直肠MRI增强示："直肠中下段占位，累及肠管长约2.4cm，累及1/3～1/2肠周，肿瘤最下端距离肛缘约5.1cm。右侧髂骨见结节状高密度影"。骶尾骨MRI增强提示："骶前软组织占位，右侧髂骨团片影，均拟MT。

结合患者上述检查结果，最终诊断：①肺恶性肿瘤（右肺小细胞肺癌，cT_2N_1Mx，髂骨转移可能，广泛期，PS 1分）；②自身免疫性脑炎（抗NMDA受体脑炎）；③肾恶性肿瘤（透明细胞癌）；④腹壁占位（错构瘤可能）；⑤骶前软组织占位（性质待定）。

3．治疗　经呼吸科、胸外科、肾脏科、胃肠外科、神经内科多学科MDT讨论，考虑到小细胞肺癌"生长快，侵袭力强，转移发生早，5年生存率仅6%"的特点，认为需要优先针对小细胞肺癌进行治疗。患者髂骨转移病变不能除外小细胞肺癌远处骨转移可能性，且患者痴呆症状经丙种球蛋白非特异性免疫抑制治疗后改善不佳，遂转入呼吸科行全身系统治疗。2018 年 7 月 10 日患者行 VP-16 100mg 第 1 ～第 5 天＋卡铂 600mg 化疗（第一次化疗），化疗后 1 周患者出现Ⅳ度骨髓抑制。予以集落刺激因子升高白细胞处理。2018 年 8 月 6 日予以调整化疗方案为 VP-16 100mg 第 1 ～第 5 天＋顺铂 120mg（第二次化疗），化疗结束后 1 周出现Ⅲ度骨髓抑制。经上述治疗患者近事记忆力较起病初时有部分改善（如：可自行如厕，并返回病房）。2018 年 8 月 24 日评估病情为部分缓解（partial response，PR）（病例 16 图 3，2018 年 6 月 12 日胸部 CT 示右肺门病灶直径 24mm×19mm，2018 年 8 月 24 日胸部 CT 示右肺门病灶直径 11mm×7.7mm）。拟继续化疗，因 2 次化疗结束后先后出现Ⅳ度及Ⅲ度粒细胞减少症，患者家属拒绝继续化学治疗及局部放疗，经充分沟通病情后，予以自费口服安罗替尼 10mg 1 次 / 日，口服 2 周，停药 1 周，持续至今。

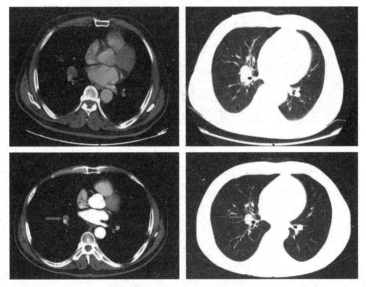

病例16图3　经2周期化疗后右肺门病灶治疗前明显缩小
（左图为2018年6月12日，右图为2018年8月24日）

因考虑患者小细胞肺癌预后不佳，泌尿外科评估肾透明细胞癌手术切除获益不大，建议行射频消融治疗或靶向治疗。但患者因小细胞肺癌化疗后体力状态评分 2 ～ 3 分，故未行射频消融治疗。

骶前软组织占位因无病理诊断，故 2018 年 11 月 1 日再次予以复查骶尾骨 MRI 增强（病例 16 图 4）示："骶前占位灶强化明显且与临近血管关系密切，考虑血管源性可能，较 2018 年 7 月 17 日老片相仿。右侧髂骨团状异常信号灶，T_2WI 不均质低信号，增强后可见较明显不均质强化，与2018年7月17日老片相仿。"2018年11月9日患者进一步行肠镜检查（病例16图5），见：直肠距肛门约5cm处见一个不规则平坦病灶，约2.5cm×3.0cm，边界模糊，病变表面充血粗糙，质地偏脆，予以活检3块，病理示：增生性息肉伴局灶腺瘤样增生。

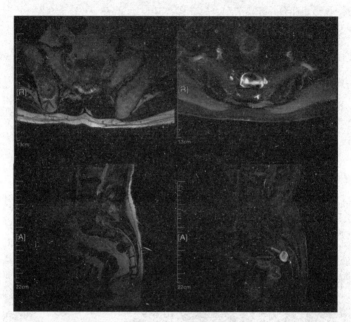

病例16图4　MRI示右侧髂及骶前软组织占位

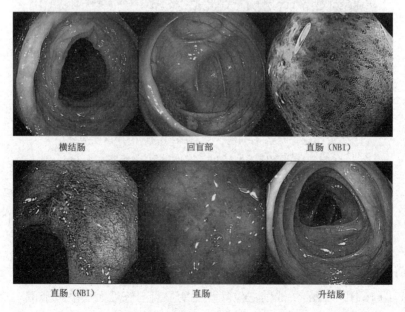

横结肠　　　　　　　　回盲部　　　　　　　　直肠（NBI）

直肠（NBI）　　　　　　　直肠　　　　　　　　升结肠

病例16图5　肠镜检查

4．随访

（1）肺内病灶：患者 2021 年 5 月再次评估肺内病情，结果示：较 2 次化疗后相比保持稳定，继续维持 PR（病例 16 图 6），目前继续安罗替尼治疗中，无进展生存时间为 34.5 个月。

（2）肾透明细胞癌：多次随访左肾占位无明显变化。

（3）抗 NMDA 受体脑炎：患者抗 NMDA 受体抗体 IgG 复查情况如下：2018 年 10 月、2019 年 8 月、2020 年 11 月查脑脊液及血清中抗 NMDA 受体抗体 IgG 均阴性，但患者近事记忆力障碍仍未完全改善，推测可能与病初该类疾病造成的不可逆性脑损害有关。

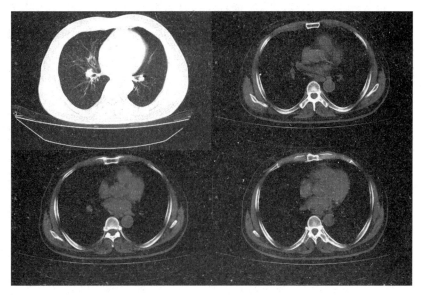

病例16图6　2021年5月评估肺内病情稳定

三、病例讨论

1．神经系统副肿瘤综合征（paraneoplastic neurologic syndromes，PNS），是一组与恶性肿瘤相关的神经系统受累的疾病，经典的 PNS 包括了脑脊髓炎、边缘性脑炎、亚急性小脑变性、感觉神经病、Lambert-Eaton 肌无力综合征、皮肌炎等。PNS 最常见的原发性肿瘤包括小细胞肺癌（small-cell lung cancer，SCLC）、卵巢癌、乳腺癌、神经内分泌肿瘤、胸腺瘤和淋巴瘤。

目前普遍认为 PNS 发病是由免疫介导的，正常情况下仅表达于神经元的蛋白异位表达于原发性肿瘤，机体免疫系统应答产生抗神经元抗体，从而导致临床症状。

根据抗原的位置，产生的抗体被分为两类：①针对神经元胞内蛋白的抗体，这些抗体属于"特征明确的"副肿瘤性抗体，几乎总是伴随着基础肿瘤的发生合并存在，这类抗体包括 Hu、Ri、Yo、DNER、CRMP-5；②针对神经元细胞表面或突触蛋白的抗体：例如抗 NMDA 受体抗体、抗 AMPA 受体抗体、抗 GABA-A 受体抗体、抗 GABA-B 受体抗体和抗接触蛋白相关蛋白 2 抗体等，这些抗体的出现与肿瘤相关性不确定。

该患者因"突发记忆力下降 12 天，加重 6 天"入院，入院后根据 Midnights 鉴别诊断原则，完善前述检查，其中脑脊液及血清均查见抗 NMDA 受体抗体 IgG 阳性，确诊抗 NMDA 受体抗体脑炎。结合文献复习及患者胸腹盆 CT 提示占位，我们进一步探究抗 NMDA 受体抗体脑炎是否同时伴发肿瘤，最终诊断：①肺恶性肿瘤（右肺小细胞肺癌，cT_2N_1Mx，髂骨转移可能，广泛期，PS 1 分）；②自身免疫性脑炎（抗 NMDA 受体脑炎）；③肾恶性肿瘤（透明细胞癌）；④腹壁占位（错构瘤可能）；⑤骶前软组织占位（直肠腺瘤样增生）。

2. 小细胞肺癌 占肺癌的 13% ~ 17%，由于 SCLC 恶性程度高、早期极易发生远处转移，确诊时多为晚期，预后极差。早期发现是延长 SCLC 患者生存期的有效方法。

广泛期小细胞肺癌的一线治疗的标准方案是依托泊苷联合顺铂或卡铂，PFS 5.2 ~ 5.8 个月。靶向 PD-1 和 PD-L1 的免疫检查点抑制药在 SCLC 治疗中显示了良好的临床获益。2020 年 2 月我国国家药品监督管理局（NMPA）基于 IMpower133 研究[1] 的结果，正式批准 PD-L1 抑制药阿特珠单抗＋依托泊苷 / 卡铂一线治疗广泛期 SCLC 的适应证。尽管 SCLC 对于初始治疗非常敏感，但大多数患者在初始治疗后出现复发及耐药。距离一线治疗结束≤ 6 个月内复发或进展者，推荐二线选择拓扑替康、伊利替康，距离一线治疗结束＞ 6 个月内复发或进展者，可选择初始治疗方案。二线治疗失败的 SCLC 患者，如果 PS 评分为 0 ~ 2 分，可以考虑后续的三线及以上治疗[2]。

安罗替尼是一种新型小分子多靶点酪氨酸激酶抑制药，能有效抑制 VEGFR、PDGFR、FGFR、c-Kit 等激酶，具有抗肿瘤血管生成和抑制肿瘤生长的作用。我国研究者开展的安罗替尼对比安慰剂三线及以上治疗 SCLC 的 II 期研究（ALTER1202）结果显示，安罗替尼将 SCLC 患者的 PFS 延长了 3.4 个月（4.1 个月 vs 0.7 个月），疾病进展风险降低了 81%[3]。OS 亦有显著获益，安罗替尼组为 7.3 个月，安慰剂组为 4.9 个月，HR 0.53[4]。2019 年 9 月 NMPA 批准了安罗替尼三线及以上治疗 SCLC

的适应证。

该患者肺小细胞肺癌诊断明确，且当时影像学提示"骶前软组织占位，右侧髂骨团片影，均拟 MT"，考虑 SCLC 远处转移，无手术指征，遂予以 EP（C）化疗。2018 年 7 月，我国 NMPA 尚未批准免疫检查点抑制在 SCLC 一线治疗适应证，故该患者的一线治疗未加用免疫检查点抑制。患者因化疗相关骨髓抑制，拒绝进一步化疗，充分沟通病情后予以自费使用安罗替尼 10mg 1 次 / 日多靶点小分子抗血管生成及抗肿瘤治疗。经过上述治疗后，患者 2018 年 10 月、2019 年 8 月、2020 年 11 月查脑脊液及血清中抗 NMDA 受体抗体 IgG 均阴性，也提示针对原发病 SCLC 的治疗才是改善神经系统副肿瘤综合征的最有效手段。

3. 肾透明细胞癌　该患者因一般体力状态评分差，且预后不良未行肾透明细胞癌手术切除及局部射频消融治疗。由于肾细胞癌的血管化程度很高，接受血管内皮细胞生长因子受体 – 酪氨酸激酶抑制药（vascular endothelial growth factor receptor-tyrosine kinase inhibitor，EGFR-TKI）治疗可获得很好的疗效。2017 年，美国食品药品监督管理局批准舒尼替尼用于肾细胞癌肾切除术后存在高复发风险患者的辅助治疗，而安罗替尼作为一种小分子多靶点酪氨酸激酶抑制药，对该患者肾透明细胞癌也有起到治疗作用。我国学者发起的一项"安罗替尼一线对比舒尼替尼治疗转移性肾细胞癌 Ⅱ 期临床试验"显示，安罗替尼组的患者中位无进展时间（17.5 vs 16.6）、中位总生存期（30.9% vs 30.5%）均略优于舒尼替尼组患者，但由于样本量较小，数据未体现出统计学差异[5]。该患者服用安罗替尼治疗肺小细胞肺癌的同时，多次随访影像学评估肾透明细胞癌，提示病灶处于稳定状态，无明显进展，也再次证实安罗替尼对该患者肾癌病灶的抗肿瘤效应。

四、病例点评

该例患者系晚期小细胞肺癌以神经系统副肿瘤综合征为首发症状的典型病例。根据 Midnights 鉴别诊断原则，完善检查发现脑脊液及血清抗 NMDA 受体抗体 IgG 阳性，确诊抗 NMDA 受体抗体脑炎，进而寻找原发肿瘤明确诊断。副肿瘤综合征 – 免疫性脑炎单纯针对脑炎治疗效果不佳，积极抗肺癌治疗后抗体转阴伴近事记忆力较前有好转。患者副肿瘤综合征的发生与肺肿瘤脑转移无关，系免疫系统针对异位表达的神经元蛋白介导的自身免疫性脑炎，但是症状的轻重与肿瘤病情相关。因副肿瘤综合征的发生和肺癌的发生时序目前临床上未发现明确规律，因此以此类综合征为首发症状或唯一症状的患者往往会导致肺癌诊断困难，临床医生需提高鉴别诊

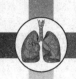

断的能力，避免贻误病情。患者病情复杂，因同时有第二原发性肿瘤导致肾癌治疗困难。安罗替尼作为多靶点小分子酪氨酸激酶抑制药，已获得多种实体瘤适应证，虽然尚未获得肾透明细胞癌治疗适应证，但小样本临床试验已经提示具有一定抗肿瘤活性。本例患者安罗替尼治疗肺小细胞肺癌的同时也显示出对肾癌具有抗肿瘤活性，为临床这类复杂多原发肿瘤的治疗提供了有益经验。

（病例提供者：张秋蕊）

（点评专家：项　轶）

参考文献

[1]Horn L，Mansfield AS，Szczesna A，et al.First-Line Atezolizumab plus Chemotherapy in Extensive-Stage Small-Cell Lung Cancer[J].N Engl J Med，2018，379（23）：2220-2229.

[2] 黄岩，张力 .2020 CSCO 非小细胞肺癌诊疗指南更新要点解读 . 临床内科杂志，2020，37：603-605.

[3]Cheng Y，Wang QM，Li K，et al.OA13.03 Anlotinib as third-line or further-line treatment in relapsed SCLC：a multicentre，randomized，double-blind phase 2 trial[J].Journal of Thoracic Oncology，2018，13（10）：S351-352

[4]Cheng Y，Wang Q，Li K，et al.1738OOverall survival（OS）update in ALTER 1202：Anlotinib as third-line or further-line treatment in relapsed SCLC[J].Annals of Oncology，2019，30(Supplement_5)

[5]Zhou AP，Bai YX，Song Y，et al.Anlotinib Versus Sunitinib as First-Line Treatment for Metastatic Renal Cell Carcinoma：A Randomized Phase II Clinical Trial[J].The Oncologist，2019，24（8）：e702-e708.

病例17　难治性气胸的内科封堵治疗

一、病历摘要

（一）病史简介

患者男性，63岁；吸烟史：40年，每天30支，戒烟一周余。患者一年前劳累后出现反复胸闷，无头晕黑朦、发热、咳嗽咳痰、胸痛等症状，就诊于外院，自述完善检查（具体不详），诊断为"慢性阻塞性肺病"，予以噻托溴铵吸入、孟鲁司特口服，胸闷症状较前缓解。近1年患者逐渐出现活动耐量下降，步行100米左右即需休息，不能耐受登楼、日常家务等轻体力活动，动则气促，遂长期家庭氧疗，每日1～2小时。患者2020年10月25日夜里饮一杯红酒后出现轻微胸闷，吸氧3小时后未缓解，凌晨解大便后出现胸闷、气急加重，伴大汗。否认头晕、黑朦、心前区疼痛、发热、咳嗽、胸痛等症状，至外院急诊，完善胸部CT检查，考虑患者"慢性阻塞性肺病合并气胸"，予以穿刺抽气引流、头孢他啶抗感染、布地格福吸入等治疗，患者胸闷气急症状较前好转，现为行进一步诊治收治我科。

追问病史，患者30年前无明显诱因下出现胸闷气促，当地医院诊断为"左侧气胸"，抽气治疗后好转。3年前因"右侧气胸"发作于我院就诊抽气治疗后好转。

发病以来，神清精神可，胃纳可，大小便正常，半年体重减少5kg。

（二）体格检查

体温36.3℃，脉搏56次/分，呼吸21次/分，血压122/73mmHg。神志清，精神可，消瘦面容，无眼睑水肿，全身皮肤黏膜无黄染。未及明显肿大浅表淋巴结。颈软，无抵抗，气管居中。桶状胸，肋间隙增宽，左侧第7肋间可见胸引管；左侧胸壁腋中线可扪及捻发感，右胸第6肋间以下触觉语颤减弱，叩诊鼓音，呼吸音明显减低。左侧未及捻发感，叩诊过清音，双侧听诊未闻及明显干湿啰音。心浊音界消失，心音遥远。腹软，无压痛，无反跳痛，肝脾肋下未触及，双下肢无水肿，病理征未引出。

（三）辅助检查

2015年6月10日胸片：两肺纹理增多增粗稍模糊，两上肺散在条索影，两上肺局限性透亮区，两侧胸膜增厚粘连；主动脉迂曲；胸椎侧弯（病例17图1）。

2016年8月2日胸片：右侧气胸引流后改变；两肺纹理增多，右肺及左上肺斑片条索影；右肺中上野肺大疱征象；主动脉迂曲（病例17图1）。

2020年11月4日胸部CT：左侧气胸，左侧腋窝、胸壁皮下积气，左侧胸腔引流中；慢性支气管炎肺气肿改变伴肺大疱及肺气囊泡形成；两肺炎症改变；两侧胸膜增厚粘连；升主动脉旁小结节灶；主动脉及冠脉壁钙化；附右侧甲状腺右叶结节灶（病例17图2）。

2020年11月6日胸片：左侧气胸引流术后；双肺纹理增多；右中肺野小结节，双上肺纤维灶（病例17图1）。

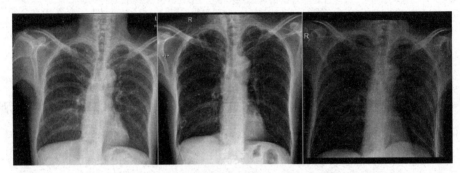

病例17图1　胸片（2015年6月、2016年8月及2020年11月）

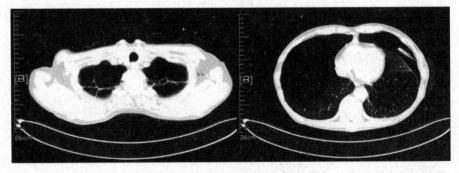

病例17图2　胸部CT（2020年11月）

二、诊治过程

入院后完善检查，结合患者影像学，考虑诊断：左侧气胸，两肺多发肺大疱，慢性阻塞性肺病（D组）Ⅳ级。诊疗计划：患者入院后8F "一次性引流管" 更换为 24F 胸引管，接胸腔闭式引流瓶持续引流，同时积极抗感染、化痰治疗，但患者气胸愈合情况不佳，超过 7 天仍有气泡持续溢出，考虑"胸腔持续漏气"（Persistent air leak，PAL），即支气管 – 胸膜瘘形成导致难治性交通性气胸，常规胸腔引流效果较差。请胸外科会诊，综合评估后认为患者手术风险较大，需慎重考虑，同时患者肺内情况符合肺移植指征。再次评估胸部 CT 情况，考虑左侧气胸可能的漏气来源为左下肺，可以尝试气管镜下单向活瓣置入实施封堵。与患者及家属沟通后，暂不考虑外科手术，愿意接受支气管镜下支气管 – 胸膜瘘封堵术。排除禁忌后，2020 年 11 月 5 日在局部麻醉下行经气管镜左下肺支气管胸膜瘘封堵术，镜下见：双侧气管及支气管黏膜表面光滑，管腔通畅，可见少量白色稀薄分泌物，未见明显出血及新生物。首先进行封堵疗效评估，经支气管镜将封堵球囊依次封堵左上叶、左上叶固有段以及左舌叶管口，胸引瓶中均可及明显气泡溢出，考虑漏气口不在左肺上叶；继而依次封堵左肺下叶基底段以及背段，提示完全封堵左肺下叶后基本无气泡溢出，考虑漏气口位于左肺下叶。经内镜下测量，需要放置两枚 5.5# EBV 单向活瓣可以实施左肺下叶完全封堵。与家属进行沟通后，分别于左肺下叶基底段及背段开口放置 5.5# EBV 单向活瓣各一枚，放置位置理想，封堵后胸引瓶中气泡溢出较封堵前明显减少（操作过程见病例 17 图 3[1]）。术后患者胸闷较前明显缓解，继续予以左侧胸引管负压引流，继续抗感染，化痰治疗。2 周后，患者左侧气胸痊愈，拔管后顺利出院。

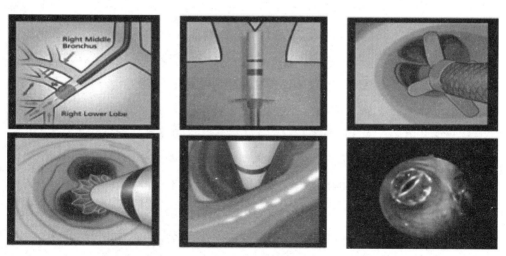

病例17图3　经支气管镜EBV单向活瓣置入过程以及活瓣置入后镜下表现

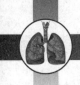

三、病例讨论

患者于 30 年前首次出现气胸，3 年前再次发作，经短暂抽气和排气治疗后均快速愈合。但此次气胸发生持续时间较长，传统胸腔闭式引流效果不佳，引流时间超过 1 周，符合"胸腔持续漏气"诊断，考虑"支气管 – 胸膜瘘"形成，请胸外科医生会诊沟通后，鉴于患者基础肺功能情况极差，手术风险极高，术后出现肺不张、肺内感染以及胸膜腔感染概率较高，故未行外科手术治疗。与患者及家属反复沟通并获得知情同意后，尝试经气管镜 EBV 单向活瓣置入封堵左肺下叶，术后患者气胸情况逐步好转，最终顺利拔管出院。

其次，在本例患者诊断中，结合病史以及临床转归情况，本次气胸发生更倾向考虑为"难治性气胸"，而不是"反复发作性气胸"。对于本例"难治性气胸"的病因主要考虑基础慢性阻塞性肺疾病情况控制不佳，以及药物使用依从性不佳，结合近年来患者影像学表现，不难看出，患者基础慢性阻塞性肺疾病情况呈持续性进展。同时，随着患者年龄的增长，肺泡结构的稳定性进一步降低，由于患者肺大疱范围广泛，此次气胸发作可能由数个肺大疱同时破裂导致，且治疗过程中考虑有新的大疱发生破裂，导致气胸迁延不愈。针对"胸腔持续漏气"问题，现有的指南 [2-4] 建议将外科手术作为治疗的金标准，但实际临床工作中我们发现外科手术并不能解决所有患者的问题。对于存在明确手术禁忌的"胸腔持续漏气"患者，尚缺乏有效的治疗手段。而本例患者就属于类似的情况。因此，在本例患者的诊治中，经支气管镜 EBV 单向活瓣置入进行局部的肺段或肺叶封堵取得了较好的临床疗效。EBV（Endobronchial valve）是一种单向瓣膜，经支气管镜放置在段或亚段支气管中，以限制气体流向所放置瓣膜远端肺部，同时允许黏液和空气沿近端方向流出 [5]。经气管镜 EBV 置入的基本步骤包括：①寻找目标肺叶或肺段进行封堵隔离；②目前封堵叶段后，进入标尺进行活瓣大小测量；③选择合适大小的活瓣局部进行释放；④观察活瓣的活动情况。在 EBV 置入操作过程中，确定漏气位置至关重要，也是整个操作是否能成功的核心环节。参照目前为数不多的文献报道 [1, 4, 6]，在实行 EBV 活瓣封堵时，应尽可能封堵较远端支气管，封堵较少的肺段来解决持续性漏气；如当前疗效欠佳，则可考虑内科胸腔镜下探查破口位置及胸膜固定术；本例患者，在术前讨论过程中，我们也考虑如果后期患者病情改善情况不理想，或短期仍有同侧或对侧气胸反复发作，可以考虑择期行肺移植。

四、病例点评

此例患者为一例典型的慢性阻塞性肺疾病合并多发肺大疱且反复气胸发作患者，常规胸腔引流效果不佳，因基础肺功能差无法耐受胸外科手术治疗。此类患者属于典型的难治性气胸，既往内科治疗往往缺乏有效的治疗，通常以持续引流、加强营养支持、卧床静养、严格避免增加胸内压力的各种诱因等姑息支持治疗为主。部分患者最终在长期姑息治疗后气胸缓解，但多数患者可能需要携带胸腔引流管生存，生活质量极差。EBV 单向活瓣置入最初的临床适应证是异质性大疱性肺气肿减容术，通过封堵后局部支气管单行通气的原理，降低封堵后局部支气管远端肺气肿疱内压力和气体容量，最终达到局部肺大疱萎陷减容的效果，患者的生活质量和运动耐力可以明显改善。难治性气胸（胸腔漏气）患者由于局部肺结构破坏、弹性下降、胸膜粘连等各种原因导致胸膜破口无法自行闭合并愈合，气体持续漏入胸腔。因此利用 EBV 单向活瓣的工作原理，阻止气体继续流入胸膜破口局部的肺组织内（通常是结构破坏的肺大疱组织），进而阻止气体持续漏入胸腔，最终达到不再需要持续胸腔引流管的治疗目的。EBV 封堵治疗难治性气胸患者成功的关键在于：①准确找到胸膜破口所隶属的肺部亚段、段、叶解剖位置；②尽可能在远端支气管封堵，以避免过多不必要肺组织不张，尽量保留有效肺单位；③避免在相应肺组织存在感染的情况下封堵，减少术后因痰液引流不畅加重肺部感染；④难治性气胸可能同时存在多个胸膜破口的复杂情况，手术时要逐步探查评估需要封堵的范围。本例患者即通过 EBV 单向活瓣置入进行肺叶 / 肺段封堵从而解决"胸腔持续漏气"的临床难题。在既往本介入中心，这一方法也被证实成功解决了部分患者"胸腔持续漏气"情况，已成为"难治性气胸"可选择的临床治疗方案之一，但仍需更多的临床病例或随机对照研究提供足够的循证医学证据。

（病例提供者：周剑平）

（点评专家：项　轶）

参考文献

[1]Gkegkes ID，Mourtarakos S，Gakidis I.Endobronchial valves in treatment of

persistent air leaks：a systematic review of clinical evidence[J].Med Sci Monit，2015，9（21）：432-438.

[2]Baumann MH，Strange C，Heffner JE，et al.Management of spontaneous pneumothorax：an American College of Chest Physicians Delphi consensus statement[J].Chest，2001，119（2）：590-602.

[3]MacDuff A，Arnold A，Harvey J.BTS Pleural Disease Guideline Group. Management of spontaneous pneumothorax：British Thoracic Society Pleural Disease Guideline 2010[J].Thorax，2010，65（Suppl 2）：ii18-ii31.

[4]Slebos DJ，Shah PL，Herth FJ，et al.Endobronchial Valves for Endoscopic Lung Volume Reduction：Best Practice Recommendations from Expert Panel on Endoscopic Lung Volume Reduction[J].Respiration，2017，93（2）：138-150.

[5]Dugan KC，Laxmanan B，Murgu S，et al.Management of Persistent Air Leaks[J]. Chest，2017，152（2）：417-423.

[6]Liberman M，Muzikansky A，Wright CD，et al.Incidence and risk factors of persistent air leak after major pulmonary resection and use of chemical pleurodesis[J].Ann Thorac Surg，2010，89（3）：891-897.

病例18　NKT细胞淋巴瘤

一、病历摘要

（一）病史简介

患者男性，48岁，因"反复发热伴鼻塞咳嗽5个月余，发现肺部阴影1个月"2020年3月9日就诊于我院。

患者于2019年10月中旬起无明显诱因出现发热，伴胸闷、鼻塞咳嗽、咳黄色脓痰、无痰中带血、咯血，无胸痛、气喘、呼吸困难等不适，立即就诊于当地市医院，测量体温38℃，胸部CT检查未见异常，考虑"感染性鼻咽炎"，予抗感染治疗（具体不详）2周，未见明显好转，患者仍间断发热，遂于2019年11月25日至安徽某某医院就诊，测量体温39.4℃，PET-CT检查双肺未见明显异常，鼻咽部后壁及两侧软组织弥散性增厚，FDG代谢增高，考虑炎症性病变可能大。诊断为"感染性鼻咽炎、急性化脓性扁桃体炎"，予头孢西汀＋莫西沙星抗感染治疗2周后，患者体温恢复正常，咳嗽、咳痰较前好转，遂出院。2020年1月25日，患者着凉后再次出现发热，最高体温38.3℃，伴咳嗽、咳少量白痰，在当地诊所抗感染治疗1周（具体不详）未见明显好转，2020年2月6日就诊于当地市医院，完善胸部CT提示：右肺上下叶混合磨玻璃结节，右肺下叶实性结节（病例18图1）。鼻咽部CT提示左侧鼻咽侧咽壁增厚软组织影，右侧声带可疑结节。鼻咽镜下活检病例提示坏死组织及炎性渗出物，另可见少量息肉样增生，先后予以哌拉西林他唑巴坦、舒普深（注射用头孢哌酮钠舒巴坦钠）、左氧氟沙星抗感染治疗，患者仍有反复发热。且自2019年11月至今体重下降约5kg。患者既往有高血压病病史10余年，平素口服硝苯地平缓释片，目前血压控制可，有吸烟史30年，约20支/日，未戒烟。

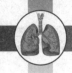

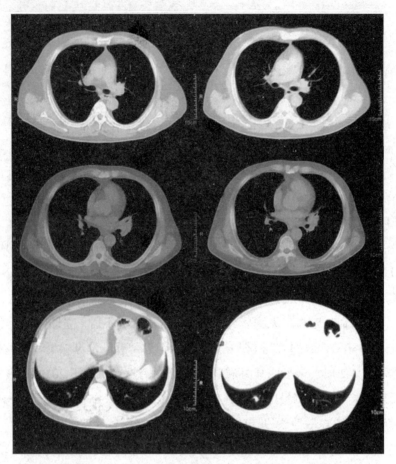

病例18图1　2020年2月6日外院胸部CT提示左肺门结构不清，右肺下叶混合密度磨玻璃结节

（二）体格检查

体温36.9℃，脉搏126次/分，呼吸20次/分，血压126/82mmHg。神清，精神可，全身皮肤黏膜无黄染，无瘀斑瘀点，咽部稍红，浅表淋巴结未触及肿大，双肺呼吸音粗，未闻及干湿啰音，心律齐，心脏各瓣膜听诊区未及病理性杂音。腹软，无压痛、反跳痛，肝脾肋下未及。双下肢无水肿。

（三）辅助检查

1．一般评估

血常规：白细胞计数6.90×10^9/L，中性粒细胞%71.4%↑，淋巴细胞%16.2%↓，单核细胞%11.9%↑，中性粒细胞计数4.92×10^9/L，血红蛋白112g/L↓，血小板计数232×10^9/L。

生化：葡萄糖7.59mmol/L↑，前白蛋白174mg/L↓，天门冬氨酸氨基转移酶

44U/L↑，碱性磷酸酶 63U/L，γ-谷氨酰转移酶 82U/L↑，白蛋白 30g/L↓，二氧化碳 20.4mmol/L↓，乳酸脱氢酶 213U/L↑。

DIC：Fg 5.8g/L↑，D-二聚体定量 1.04mg/L↑。

B 型钠尿肽原：175.5pg/ml↑。

血脂：甘油三酯 2.54mmol/L↑，高密度脂蛋白胆固醇 0.72mmol/L↓。

铁代谢：血清铁 6.6μmol/L↓，铁饱和度 19.7%↓，总铁结合力 33.5μmol/L↓，转铁蛋白 1.47g/L↓。

HbA1C：7.6%↑。

葡萄糖代谢：空腹血糖 6.96mmol/L，两小时血糖 10.38mmol/L。

胰岛素（INS）（空腹）：8.82μIU/ml，胰岛素（INS）（两小时）：89.78μIU/ml。

2. 感染指标

C 反应蛋白：112mg/L↑。

降钙素原：0.09ng/ml。

红细胞沉降率：37mm/h。

新型隐球菌乳胶凝集试验：阴性（-）。

β-1,3 葡聚糖（真菌）：< 31.25pg/ml。

T-SPOT：阴性。

术前九项：阴性。

内毒素试验（鲎试验）：< 5.0000pg/ml。

呼吸道病原体九联检：抗军团菌 1 型 IgM、肺支抗体、抗 Q 热立克次体 IgM、抗肺炎衣原体 IgM、抗腺病毒 IgM、抗 R 合胞病毒 IgM、抗甲流病毒 IgM、抗乙型流感病毒 IgM、抗副流 1，2，3 型 IgM 均阴性。

呼吸道病毒 15 联检：FluA、FluB、PIV1、PIV2、PIV3、PIV4、CoV OC43、229E/NL63 型、RSVA、RSVB、AdV、HMPV、HRV、EV、HBoV 均阴性。

血培养：培养 5 天细菌、真菌、厌氧菌未生长。

痰涂片：找见阴性杆菌、阳性球菌。

3. 非感染指标

免疫球蛋白测定：IgG、IgA、IgM、IgE 均阴性。

补体测定：补体 50 49.0U/ml↑，补体 C3 1.63g/L↑，补体 C4 0.58g/L↑。

ANCA：阴性。

抗肾小球基底膜抗体：0。

ANA：阴性。

抗链球菌溶血素"O"：187kIU/L。

类风湿因子：< 10kμ/L。

尿微量蛋白测定：尿微量白蛋白 114.00mg/dl ↑，尿转铁蛋白 6.48mg/dl ↑，尿免疫球蛋白 G 10.80mg/dl ↑，NAG 活性 29.90U/L ↑，尿视黄醇结合蛋白 11.77mg/L ↑，24 小时尿微量白蛋白 1254.00mg/24h ↑，24 小时尿转铁蛋白 71.28mg/24h ↑，24 小时尿免疫球蛋白 G 118.80mg/24h ↑，24 小时尿 A_1 微球蛋白 213.40mg/24h ↑，尿液肌酐 9.26mmol/L，尿白蛋白比肌酐 123.11 ↑，24 小时尿量 1.10L，24 小时尿蛋白 3001mg。

T 细胞功能：CD4 及 CD8 比例及计数未见异常。

肿瘤标志物：癌胚抗原 0.86ng/ml，神经元特异性烯醇化酶 18.59ng/ml ↑，细胞角蛋白 19 1.41ng/ml，鳞状细胞癌相关抗原 0.90ng/ml，糖类抗原 125 24.8U/ml ↑，糖类抗原 199 11.3U/ml。

痰液脱落细胞学检查：未找到癌细胞。

4. 影像学检查

胸部 CT 增强：左肺门区占位，拟 MT、伴远端阻塞性炎症改变；右肺下叶结节伴毛刺及小空泡影，肺内转移性病变待排；左侧胸膜增厚；纵隔淋巴结显示，部分增大（病例 18 图 2）。

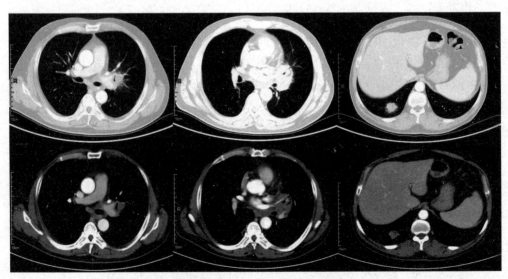

病例18图2　2020年3月12日胸部CT提示左肺门区占位，拟MT、伴远端阻塞性炎症改变；右肺下叶结节伴毛刺及小空泡影，肺内转移性病变待排

腹部超声：脂肪肝；左肾囊性灶，考虑肾囊肿；胆囊胰体脾肾双侧肾上腺区未见明显异常。

浅表淋巴结超声：双侧颈部、双侧锁骨上、双侧腋窝、双侧腹股沟未见明显异常肿大淋巴结。

下肢动静脉超声：双侧下肢动脉斑块形成，双侧下肢深静脉血流通畅。

二、诊治过程

患者入院后积极完善相关检查，结合痰涂片找到阴性杆菌和阳性球菌，给予舒普深＋左氧氟沙星抗感染，患者仍然间断发热。2020 年 3 月 13 日患者在局部麻醉下行纤维支气管镜检查，镜下见左支气管管壁增厚、水肿，左上下叶间嵴增宽，黏膜肿胀，高低不平；左上叶舌叶开口狭窄，黏膜肿胀，高低不平，表面黄白色物质附着，气管镜不能进入。左下叶基底段及背段管壁增厚、水肿，腔内未见新生物。超声支气管镜探头于左肺上叶前段及尖段均可及大片状中稍高不均质回声病灶，局部予以活检及灌洗（病例 18 图 3）。病理回报左肺上叶病灶活检病理送检为纤维素样物及坏死物，其中可见真菌菌丝孢子结构及较多中性粒细胞、淋巴细胞、纤毛柱状上皮细胞，首先考虑为真菌感染（病例 18 图 4）。同时同部位肺泡灌洗液 PMseq-DNA 呼吸系统感染病原微生物高通量基因检测：曲真菌属（272 序列数）、烟曲霉种（91 序列数）、人类 γ 疱疹病毒（EBV）4 型（2242 序列数）。

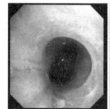 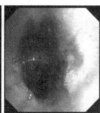 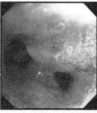 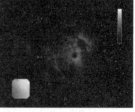

左侧支气管　　　左肺上下叶间嵴　　　左上舌叶间嵴　　　左上叶病灶

病例18图3　普通气管镜及超声支气管镜图片

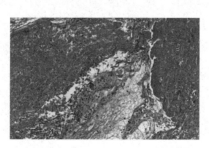

病例18图4　肺部病理示真菌感染

结合患者咳嗽发热症状，加用更昔洛韦及科赛斯（注射用醋酸卡泊芬净）覆盖 EBV 及真菌治疗。但患者体温仍有波动，加用新癀片 2 片 3 次 / 日口服后患者体温逐渐得到控制。考虑患者存在鼻咽部、肺部多处病灶，BALF 中发现高负荷 EBV，同时血 EB 病毒拷贝数达 1.3×10^4/ml，血 EB 病毒 EAIgG 22.70U/ml ↑，EB 病毒 VCAIgG 257.00U/ml ↑，EB 病毒 EBNAIgG 76.90U/ml ↑，考虑淋巴瘤不能排除，进一步行 PET–CT 检查，提示左侧肺门处软组织占位，大小约 5.5cm×3.0cm，远端阻塞性肺炎，右肺下叶底段可见一枚直径约 3.2cm 团块影，内可见空泡，放射性能够摄取增高，SUV 3.2，放射性摄取异常增高，SUVmax 10.4。纵隔内可见淋巴结肿大，直径 1.5cm，放射性摄取增高，SUVmax 5.9，右侧肺门淋巴结放射性摄取增高，SUVmax 5.9。除肺部病灶外，左侧鼻腔、左侧鼻咽部黏膜增厚，放射性摄取异常增高，隐窝及咽旁间隙欠清晰。左侧颌下淋巴结显示，长径 1.4cm，放射性摄取增高，SUVmax 3.8（病例 18 图 5）。进一步头颅 MRI 也证实鼻咽部左侧壁软组织增厚伴团块样改变，截面大小约 3.1cm×2.5cm，信号不均匀，T_1W 呈等和稍低信号，FLAIR 呈高和稍高信号，DWI 呈稍高信号、ADC 图呈等信号，增强后不均匀明显强化，左侧咽隐窝狭窄、消失，双侧鼻甲黏膜增厚，后鼻道区见结节样异常强化，考虑 MT 可能（病例 18 图 6）。

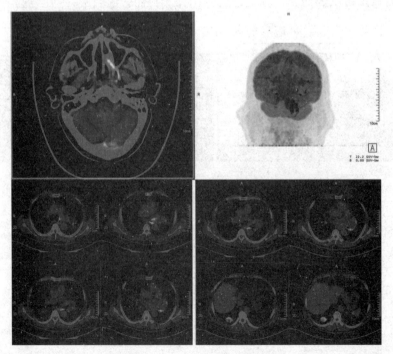

病例18图5　PET–CT示左鼻咽部、左肺门及纵隔淋巴结、右肺下叶高代谢病灶

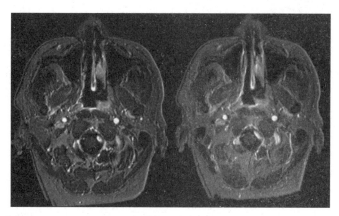

病例18图6　头颅MRI示鼻咽部左侧壁软组织增厚伴团块样改变

　　据此我们安排了鼻咽镜复查及右肺下叶结节经皮穿刺活检。鼻咽镜下见左侧下鼻甲肿胀明显，鼻道狭窄，左侧鼻咽部分泌物及伪膜样物，暴露不佳（病例 18 图 7）。因患者左鼻咽部病灶触之出血明显，未再次活检。提请病理科会诊患者外院鼻部活检白片，结果送检物大部分为坏死组织及炎性渗出物，于深切组织中见少量形态不典型淋巴细胞伴坏死，免疫组化标记结果提示为 T 淋巴细胞增生，但 EB 病毒阳性的量较少，考虑 NK/T 细胞淋巴瘤，鼻型的可能。右肺穿刺活检标本见异型淋巴细胞伴大量坏死，EB 病毒原位杂交检测：EBER（＋）。结合免疫组化标记结果，符合结外 NK/T 细胞淋巴瘤，鼻型（病例 18 图 8）。因此，患者最终诊断：①结外 NK/T 细胞淋巴瘤，鼻型；②肺部真菌病；③糖耐量异常；④高血压个人史。

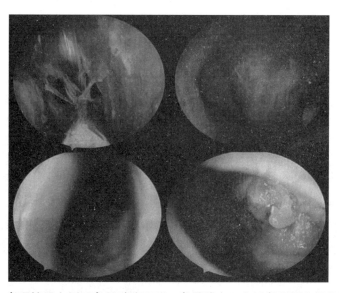

病例18图7　鼻咽镜见左侧下鼻甲肿胀明显，鼻道狭窄，左侧鼻咽部分泌物及伪膜样物

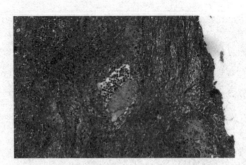

病例18图8　右肺下叶高代谢结节穿刺病理见异型
淋巴细胞伴大量坏死，EBER（＋）

三、病例讨论

1. 重视发热伴肺部阴影的鉴别诊断思路　发热伴肺部阴影在临床很常见，由感染性疾病和非感染性疾病中多种病因引起。因此，发热伴肺部阴影病因的鉴别诊断对于后续临床治疗决策至关重要。2016年《中华结核和呼吸杂志》发表了《发热伴肺部阴影鉴别诊断专家共识》，为临床医生对发热伴肺部阴影鉴别诊断提供了很好的思路[1]。发热伴肺部阴影的鉴别诊断首先要鉴别病变是感染性还是非感染性。要结合患者的病史、体格检查、感染相关标志物，如外周血白细胞、C反应蛋白、降钙素原。如考虑为感染性疾病：①要判断肺部感染是原发、继发以及有否累及其他器官。其中肺部感染是发热伴肺部阴影最常见的病因，如肺炎、肺脓肿、肺结核、支气管扩张合并感染等。此外，肺外感染累及肺部也可表现为发热伴肺部阴影；②对肺炎严重程度进行评价；③评估可能的病原体；④病原学检查。此外，很多非感染性疾病也可引起发热伴肺部阴影，如肺癌、血液系统疾病、结缔组织疾病、间质性肺疾病、血管炎、过敏性肺炎、放射性肺炎、肺水肿、肺栓塞等。如考虑为非感染性疾病，主要是根据病变解剖部位的不同，考虑不同疾病的可能性。①以气腔病变为主的疾病：主要见于隐源性机化性肺炎，还可见于嗜酸粒细胞性肺炎、肺腺癌、过敏性肺炎等；②以血管病变为主的疾病：如肺栓塞、抗中性粒细胞胞质抗体相关血管炎、大动脉炎等；③以间质病变为主的疾病：主要见于结缔组织疾病相关间质性肺病、特发性肺纤维化、结节病、急性间质性肺炎、放射性肺炎、尘肺等。

结合此病例，患者具有呼吸道感染的临床症状、C反应蛋白明细升高、外周血白细胞比例升高，外院抗感染治疗曾有效，其发热伴肺部阴影原因首先考虑感染性疾病，肺部感染可能性大。但外院常规抗感染治疗效果不佳，因此明确可能的病原体至关重要。入院后完善新型隐球菌乳胶凝集试验、β-1，3葡聚糖（真菌）、

T-SPOT、呼吸道病原体九联检、呼吸道病毒 15 联检等均阴性。支气管镜病理回报提示左肺上叶病灶活检病理可见真菌菌丝孢子结构及较多中性粒细胞、淋巴细胞、纤毛柱状上皮细胞，首先考虑为真菌感染。同时同部位肺泡灌洗液 PMseq-DNA 呼吸系统感染病原微生物高通量基因检测：曲真菌属、烟曲霉种、人类 γ 疱疹病毒（EBV）4 型。那么我们结合肺部真菌病的诊断标准，符合至少 1 项宿主因素，3 项次要临床特征，组织病理学依据，可确诊为肺部真菌病 [2]。并在此基础上予以科赛斯抗真菌治疗，但是评估其治疗效果并不佳，患者仍有发热。那么此时我们对自己提出了质疑，患者肺部真菌病诊断是明确的，难道这只是表象吗？背后是不是有其他原因？因此，我们重新梳理病史，发现患者除了肺部病变，鼻腔、鼻黏膜也有病变，这两处的病变是一元论还是两元论？是不是由于患者吸入真菌，引起鼻腔、肺部病变？因此，我们完善相关检查及积极的取到病理活检，发现肺部病变、鼻腔病变为同一疾病引起，即结外 NK/T 细胞淋巴瘤，鼻型。至此，我们最终明确了患者发热伴肺部阴影最终的原因。

回顾诊疗历程长达半年，患者中年男性，慢性病程，以反复低热伴鼻塞为主要表现。影像学提示鼻咽部肺部及多发淋巴结病灶，呈高代谢表现。在诊疗过程中经历了上呼吸道感染、肺部真菌病、结外 NKT 细胞淋巴瘤的 3 个阶段，最终病理确诊为 NK/T 细胞淋巴瘤，鼻型，Ⅳ期合并真菌感染、糖耐量异常。病程中曾长期被感染表现迷惑，历尽广谱抗感染治疗病灶仍然在增大，通过病原菌核酸检测及病理分析，明确有 EBV 及真菌感染，但 EBV 慢性感是淋巴瘤的触发因素，而淋巴瘤以及糖耐量异常导致的 T 细胞功能异常又使之成为真菌的易感人群，可见中间的关键元凶是 NK/T 细胞淋巴瘤。

2. 结外 NK/T 细胞淋巴瘤（ENKTL）是一类高度侵袭性非霍奇金淋巴瘤，在亚洲多发而西方国家少见。在中国，ENKTL 占所有淋巴瘤的 5% ～ 10%，发病率居外周 T 细胞淋巴瘤首位。主要侵犯部位是鼻腔和鼻咽部，占 80% 以上，与 EB 病毒感染相关 [3]。内镜检查及活检对于 ENKTL 诊断至关重要。ENKTL 细胞表达 CD2、胞质型 CD3、CD45、CD56。其中 EB 病毒原位杂交检测、PCR 检测血浆 EBV 水平可协助诊断。而目前推荐 PET-CT 是诊断 ENKTL 的标准影像学检测手段 [5-6]。目前 ENKTL 治疗以门冬酰胺酶为基础的化疗方案为一线选择 [4]。

四、病例点评

深部真菌病常为继发感染，多在糖尿病、血液病、恶性肿瘤、大面积烧伤、严

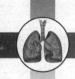

重营养不良或其他慢性消耗性疾病的基础上发病。或长期应用抗生素、糖皮质激素、免疫抑制药、抑制了机体的免疫反应而诱发，所以淋巴瘤患者是深部曲菌病的高危人群。而多年来的临床研究证明 EB 病毒主要感染 B 细胞和咽部上皮细胞，也可感染 NK 和 T 细胞，可导致传染性单核细胞增多症、霍奇金淋巴瘤和非霍奇金淋巴瘤等多种良、恶性淋巴细胞增殖性疾病。

通过上述病例的诊疗经过，我们需要在临床工作中面对"肺部感染"的诊疗思路加以反思。临床表现为肺部感染的患者经正规抗感染治疗后及时评估治疗效果，当治疗"无反应"或病情加重时，除了考虑到抗生素抗菌谱是否全部覆盖、特殊病原体感染、出现并发症等情况，也要反思"肺部感染"这个诊断是否真的成立，是否合并非感染性疾病，尤其肿瘤的存在。在这种情况下，我们要积极的采用更高级的无创检查手段如 PET-CT、PET-MRI 甚至有创检查取到活组织病理学依据，为我们疾病诊断指明方向。

此外，在上述病例中，我们通过痰涂片、微生物二代测序甚至病理学找到肺部病原学依据，针对"病原体"是否为疾病真凶，诊疗中要动态辩证思索。近年研究发现全身 / 肺部感染性疾病，如肺结核、HIV 与肺部肿瘤具有一定的相关性，此外肺部菌群异常与肺癌的发生也具有一定的相关性。因此，患者中可能存在两元论，即肺部感染和肺部肿瘤共存。

（病例提供者：邸彩霞　王晓斐）

（点评专家：高蓓莉）

参考文献

[1] 发热伴肺部阴影鉴别诊断共识专家组 . 发热伴肺部阴影鉴别诊断专家共识 [J]. 中华结核和呼吸杂志，2016，39（3）：169-176

[2] 林果为，王吉耀，葛均波，等 . 实用内科学（第 15 版）[M]. 北京：人民卫生出版社，2017.

[3]Motoko Yamaguchi，Ritsuro Suzuki，Masahiko Oguchi.Advances in the treatment of extranodal NK/T-cell lymphoma，nasal type[J].Blood，2018，131（23）：2528-2540. doi：10.1182/blood-2017-12-791418.

病例19　少见胸腺瘤术后复发引起肺不张

一、病历摘要

（一）病史简介

患者男性，60岁，因"发热伴咳嗽、咳痰2个月余"入院。

2个月前患者无明显诱因下出现咳嗽、咳痰伴发热，白黏痰，发热多为午后出现，遂至当地医院就诊，胸部CT示左下肺渗出改变，予"头孢拉定、左氧氟沙星"抗感染治疗后症状有所好转，短期又反复。为进一步治疗转诊至我院。患者既往57年前"面瘫"史，遗留右侧面部神经运动障碍；8年前胸腺瘤史，行手术切除治疗，术后病理提示B1型胸腺瘤，混合有B2型；长期务农，吸烟40余年，800支/年，就诊时未戒，近1个月体重下降约4kg。

（二）体格检查

体温36.2℃，脉搏84次/分，呼吸20次/分，血压130/81mmHg。气管居中，桶状胸，呼吸基本对称。双侧胸廓扩张度正常，左下肺触觉语颤减低，未及胸膜摩擦感。听诊左下肺呼吸音减低，余肺呼吸音清，未及干湿啰音。

（三）辅助检查

血常规白细胞及中性粒细胞计数均正常范围，血红蛋白125g/L，血小板计数419×10^9/L；红细胞沉降率51mm/h；血、痰等病原学检查未见明显异常；外周血肿瘤标志物阴性。

入院胸部CT示左肺下叶占位伴阻塞性肺炎，纵隔及双肺门淋巴结影（病例19图1）。进一步行纤维支气管镜检查，术中见左肺下叶管口新生物，表面坏死，触之易出血，予冷冻下活检（病例19图2）。病理示纤维肉芽组织增生，可见多量中性粒细胞、淋巴细胞，肺组织内见片状坏死组织及小团放线菌菌落，未见恶性依据。

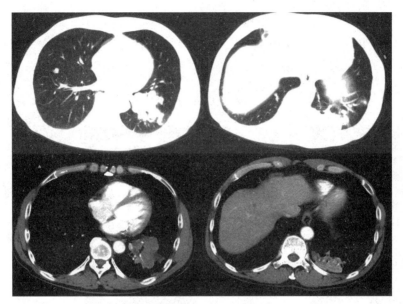

病例19图1　第一次入院胸部CT

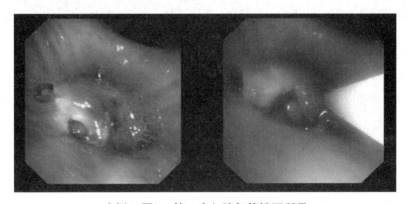

病例19图2　第一次入院气管镜下所见

二、诊治过程

结合患者上述病史、体征、实验室、影像学及病理学检查，临床诊断为肺放线菌病。予阿莫西林克拉维酸钾治疗 14 天，回当地继续青霉素 G 800 万 ~ 1200 万单位静脉治疗，总疗程 1 个月余，治疗后患者未再发热，咳嗽咳痰亦好转，期间未随访胸部 CT。

2 个月余后患者再次因"胸闷、气促"于我院复诊，活动耐力明显降低，症状进行性加重。入院后查体示左肺触觉语颤明显降低，叩诊呈浊音伴呼吸音消失。胸部 CT 示左肺下叶支气管中断伴周围肿块，远端肺不张及局部支气管黏液栓形成，左肺上叶支气管受压闭塞伴远端肺不张，左侧胸腔积液，右肺多发结节及斑片磨玻璃影，较前片明显进展（病例 19 图 4）。进一步行 PET–CT 示左主支气管占位、远端肺组织、右下肺前基底段结节、右下肺背段胸膜下渗出影、纵隔淋巴结均代谢增高（SUV 值 8 ~ 10），首先考虑感染性病变（病例 19 图 3）。

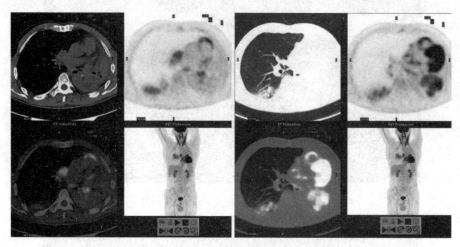

病例19图3　第二次入院PET–CT

再次行纤维支气管镜检查，镜下见左主支气管新生物完全阻塞管腔，表面光滑，触之易出血，刷检脱落细胞学检查见大量小淋巴细胞内少量中 – 大淋巴细胞（病例 19 图 4）。再次活检病理提示胸腺组织，考虑胸腺瘤可能。后患者转科至胸外科行再次手术治疗，术后病理证实胸腺瘤复发（B1 + B2 型，以 B1 为主），累及支气管腔、支气管壁、肺实质，支气管旁淋巴结均未见肿瘤转移。

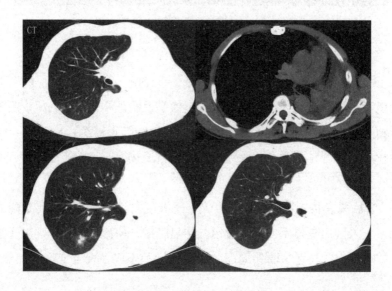

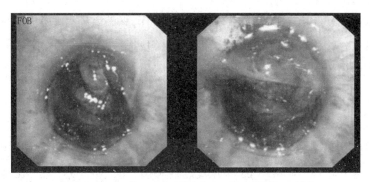

病例19图4　第二次入院胸部CT及气管镜下所见

三、病例讨论

1. 该患者第一次气管镜下获取病理见放线菌，考虑肺放线菌感染，但对症治疗后病灶反而进展，出现大面积肺不张，临床工作中对于这类病例，应如何进行鉴别诊断。

对于影像学表现为中央型肿块、阻塞性肺炎、肺不张，气管镜下见管腔内占位伴坏死表现者，需考虑以下几方面鉴别诊断：①肺原发肿瘤：病理类型以小细胞癌、鳞癌多见，部分神经内分泌肿瘤也可呈此表现；②肺感染性病变：以结核、肺真菌感染、放线菌病为主，呈肉芽肿性炎，通过获取病理并免疫组化、特殊染色等可明确。对于肺放线菌病，多以低热、不规则发热、咳嗽、脓痰、咯血为临床表现，气管镜下可见气管壁或病灶周围散落 0.25 ～ 3mm 黄色颗粒，即硫磺颗粒，是放线菌感染的典型表现；③ Wegener 肉芽肿：即肉芽肿性血管炎（GPA），是一种坏死性肉芽肿性血管炎，主要累及小动脉、静脉及毛细血管，可侵犯上、下呼吸道和肾脏，还可累及全身其他多个脏器；④其他系统肿瘤转移：如本例中胸腺瘤肺转移；⑤异物性肉芽肿：吸入异物后引起的一种过敏反应；⑥压迫性肺不张：多由气管腔外病灶压迫所致不张。

在上述几种鉴别诊断中，我们需格外关注某几种病因合并出现的情况，如恶性肿瘤合并局部感染、异物性肉芽肿合并感染等，因此往往需要临床医生在诊断过程中获取足够的病理组织，甚至需反复多次气管镜下活检、抗炎后再次活检等。

2. 本病例最终诊断为胸腺瘤复发引起的肺转移，对于胸腺瘤临床表现、病理类型、预后及治疗原则是什么？

胸腺瘤是胸部实体肿瘤中相对罕见的一个类型，在中国，胸腺肿瘤的发病率约为3.93/100万，这大致为肺癌发病率的1/100。胸腺瘤的发病年龄在40～70岁，

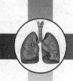

临床表现以胸痛、咳嗽、呼吸困难为主要表现，胸腺肿瘤还有一个独特的特点是常可伴发自身免疫性疾病，尤其是重症肌无力（可见于 22.8% 的患者）。根据 2004 年世界卫生组织（WHO）的修订[1]，将胸腺上皮性肿瘤分别定义为有独特组织学形态的类型，分别为 A、AB、B1、B2、B3 型胸腺瘤和胸腺癌，A 型胸腺瘤，由梭形或椭圆形上皮细胞组成，缺乏核异形性，不含典型或肿瘤的淋巴细胞，B 型由圆形上皮样细胞组成，AB 型为两者的混合表现。一般来讲，A 型和 AB 型预后较好，较少发生播散或远处转移，B 型中 B1 型低度恶性肿瘤，B2 型中度恶性，B3 型与胸腺癌均为高度恶性，B 型胸腺瘤易出现术后复发、播散及远处转移，且有晚复发倾向，需长程随访。

目前手术仍为胸腺瘤治疗最常用的方式[2]，完整切除与其预后密切相关，术后辅助化疗或局部放疗并不能在完整切除的基础上更好地改善预后。而对于局部晚期、晚期或复发后的胸腺肿瘤，可考虑化疗、手术切除孤立转移灶、放疗相结合的模式。研究显示，胸腺瘤患者 5 年和 10 年 OS 分别为 85.3% 和 76.4%，手术切除后 17% 的肿瘤复发，且临床分期越靠后，肿瘤的复发率相对越高。此外，病理学恶性程度越高，复发率也更高（A/AB 型：2.9%，B1 ~ B3 型：14.9%，胸腺癌：39.7%）。

3. 本病例最终确诊后转至胸外科行左全肺切除术 + 纵隔淋巴结清扫，这样的治疗方案是否符合指南规范？从这样一个病例中我们可以获得哪些启发和思考？

从患者 PET-CT 来看，除左肺占位和纵隔淋巴结外，右下肺前基底段结节、右下肺背段胸膜下渗出影均存在 SUV 增高情况，不排除已发生对侧肺的转移。因此左全肺切除 + 纵隔淋巴结清扫无法将所有复发病灶完整清除，这与指南中建议"对于无法完全切除的复发病灶，建议先行化疗，再行手术评估"相违背。这实际上是一个姑息性的减瘤手术，考虑到当时患者一侧肺不张，低氧血症严重而选择了这一治疗方式以迅速缓解症状。后续在患者全身情况耐受的情况下，还应联合放疗、化疗等综合治疗，达到减少再次复发、改善预后的目的。

通过这一病例，我们从中获得以下启发：①对于临床上怀疑恶性病变而病理阴性者，应反复进行活检，或在抗感染治疗后短期复查影像学并再次活检，以提高阳性率；② PET-CT 有时对感染性病变和恶性病变鉴别存在偏差，需充分结合病史、实验室、影像学检查等判断，最终病理确诊；③当组织病理中存在大量淋巴细胞时，除考虑常见淋巴瘤外，胸腺瘤等少见类型肿瘤也应充分考虑。

四、病例点评

该病例有几个地方我们值得重视的经验和教训。

首先患者 8 年前胸腺瘤手术切除，术后病理提示 B1 型胸腺瘤，混合有 B2 型。B1 型胸腺瘤为低度恶性肿瘤、B2 型为中度恶性肿瘤，都存在复发的风险，因此术后定期的胸部 CT 随访非常重要。该患者术后并没有定期随访，本次是因症就诊，导致胸腺瘤复发诊断的延迟。

其次，患者第一次住院就在 mNGS 发现放线菌序列，病理检查也见到放线菌菌落，结合临床表现和影像特征，诊断肺放线菌病没有问题。我们的临床思维一般用"一元论"，既用一种疾病解释所有临床现象。但临床实践中确实有"两元"甚至"三元"合并存在的情况，这需要我们特别关注。具体到该病例，我们要仔细确认，肺放线菌病的诊断是否肯定，若只是 mNGS 发现有放线菌序列更应小心，同时要仔细评估患者的临床表现、影像表现是否能用一种疾病完全解释；其次，肺组织活检尽可能取比较大块的组织或者多次取样，以获得足够的病理组织；最后，针对一种疾病给予相应治疗后，要短期随访，若病灶没有如预期的吸收，则要进一步检查以排除合并的其他疾病。

（病例提供者：赵婧雅）

（点评专家：高蓓莉）

参考文献

[1] 张杰，朱蕾 . "国际胸腺恶性肿瘤兴趣组织关于 WHO 胸腺瘤和胸腺癌组织学分类应用共识"的解读 [J]. 中华病理学杂志，2015，5（3）: 153-157.

[2]Kao TN，Yang PW，Lin MW，et al.Induction therapy followed by surgery for advanced thymic tumors[J].Asian journal of surgery，2020，43（6）: 707-708.

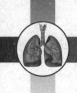

病例20 晚期肺恶性肿瘤行免疫治疗后多器官不良反应

一、病历摘要

【第一阶段（2020年6月25日至2020年7月10日）】

（一）病史简介

患者男性，62岁，因"确诊左肺腺癌1个月余，发现肝功能异常1天"入院。

患者于2020年4月出现口齿不清、记忆力下降，伴双下肢乏力。2020年4月29日我院头颅CT平扫示左侧顶叶、右侧额顶叶、左侧小脑片状多发异常密度，转移可能。进一步行胸部CT增强示左肺上叶近肺门处软组织影，最大截面7.8cm×7.5cm，上叶支气管狭窄闭塞，远端条片状实变，两肺散在多发大小不等结节影，纵隔及左肺门多发淋巴结肿大，左侧胸腔积液。2020年5月于我院功能神经外科行立体定位脑活检及先后两次伽马刀治疗，术后病理符合肺腺癌，基因检测提示KRAS exon2突变，PD-L1 TPS = 20%。全身评估结果：腹部B超示肝脏不均匀回声；浅表淋巴结超声示右锁骨上淋巴结肿大；骨扫描未见明确转移病灶。诊断为左肺腺癌（$cT_4N_3M_{1c}$，ⅣB期，肺内、颅内转移，KRAS exon2突变，PD-L1 TPS = 20%，PS 1分）。排除禁忌于2020年6月3日予以培美曲塞1000mg + 卡铂550mg + 卡瑞利珠单抗200mg治疗。治疗后3天出现胸部皮肤皮疹、口腔舌面溃疡，予以对症治疗后好转。2020年6月25日患者拟第二疗程治疗，复查肝功能提示丙氨酸氨基转移酶、门冬氨酸氨基转移酶、碱性磷酸酶、γ-谷氨酰转移酶均显著升高，为进一步诊治收治入院。患者既往2型糖尿病病史1年，口服二甲双胍控制血糖，血糖控制可；冠心病冠脉支架术后4年，目前服用阿司匹林、倍他乐克治疗；乙肝病史，曾服药物治疗（具体用药不详），现已停药；2020年6月25日自行间断口服中药治疗10天。吸烟40余年，800支/年，否认嗜酒史。

（二）体格检查

体温 37℃，脉搏 94 次 / 分，呼吸 20 次 / 分，血压 116/74mmHg。皮肤巩膜无黄染、瘀点瘀斑，气管居中，桶状胸，呼吸基本对称。双侧胸廓扩张度正常，听诊左上肺呼吸音略低，余肺呼吸音清，未及干湿啰音。腹软，无压痛、反跳痛，肠鸣音 4 次 / 分，移动性浊音阴性，肝脾肋下未触及，双下肢无水肿。左上肢肌力 V^-，病理征阴性，无扑翼样震颤。

（三）辅助检查

肝功能：丙氨酸氨基转移酶 280U/L，门冬氨酸氨基转移酶 268U/L，丙氨酸氨基转移酶 259U/L，γ - 谷氨酰转移酶 344U/L，胆红素、白蛋白均正常范围。血淀粉酶 223U/L，血脂肪酶 112U/L。

病毒相关指标示：HBV-乙肝病毒表面抗原（－）、乙肝病毒表面抗体（－）、乙肝病毒 e 抗体 0.21（＋）S/CO、乙肝病毒核心抗体 5.74（＋）S/CO、乙肝病毒核心抗体 IgM（－），HAV、HCV、HDV、HEV 均阴性，抗巨细胞病毒 IgM 0.23，EBV IgM < 10U/ml。

免疫相关指标示：M2 抗体、肝肾微粒体抗体、抗 GP210 抗体、抗 SP100 抗体、可溶性肝抗原抗体阴性，ANA（＋）1 ：80（胞质颗粒型），ENA 均阴性，IgE 1671U/ml。

炎症因子指标示：IL-1b、IL-2R、IL-6、TNF-α 均有不同程度升高，IL-8、IL-10 正常范围。

药物性肝炎突变基因：RS72631567 突变型。

血气分析示：酸碱度 7.38，氧分压 13.83kPa，二氧化碳分压 4.78kPa，肺泡动脉氧分压差 0.67kPa（氧合指数 314）；肺功能示轻度限制性通气功能障碍，小气管功能障碍，MVV 轻度降低，肺弥散功能轻度降低。

胸部 CT 示：左肺上叶病灶较前片明显缩小，左侧胸腔积液较前减少，两肺散在磨玻璃小片影、小结节影，较前缩小。肝脏 MRI 增强示肝左叶数枚异常信号，转移待排（病例 20 图 1）。

肝脏 MRI 增强示：肝左叶数枚异常信号（病例 20 图 2）。

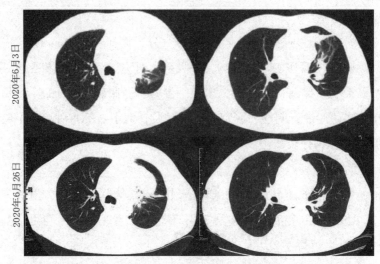

2020年6月3日

2020年6月26日

病例20图1 第一次免疫治疗后胸部CT提示肺内病灶明显缩小（PR）

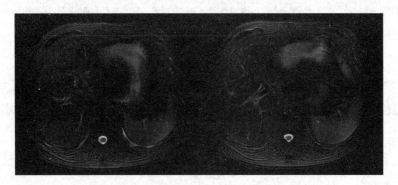

病例20图2 肝脏MRI（增强）影像学表现

【第二阶段（2020年8月22日至2020年9月13日）】

（一）病史简介

患者于2020年8月14日起逐渐出现胸闷气喘，轻微日常活动即受限，伴咳嗽，咳少量白痰，双下肢水肿，遂于2020年8月22日再次入院。

（二）体格检查

体温37.1℃，脉搏110次/分，呼吸40次/分，血压110/71mmHg，动脉血氧饱和度52%（吸空气）。神清，精神萎，呼吸急促，口唇发绀，皮肤巩膜轻度黄染，无瘀点瘀斑，双肺呼吸音低，两肺可闻及散在Velcro啰音，双下肢轻度凹陷性水肿。

（三）辅助检查

血气分析示：酸碱度7.36，氧分压14.25kPa，二氧化碳分压5.20kPa，肺泡动脉氧分压差 0.00kPa（氧合指数 130）。

血常规示：白细胞、中性粒细胞、淋巴细胞、血小板均正常范围，血红蛋白 89g/L，C 反应蛋白 192mg/L，降钙素原正常范围。

炎症因子示：IL-6、IL-8、IL-2R 均高于正常，外周血 NGS 提示人类 b 疱疹病毒 5 型，细菌、真菌未检出。

心脏彩超示：肺动脉高压（估测肺动脉收缩压 53mmHg）。

胸部 CT（病例 20 图 3）：两肺散在多发磨玻璃斑片影，散在小结节影，局部小叶间隔增厚，两侧胸腔积液，两侧胸膜增厚，纵隔及两肺门淋巴结增大。

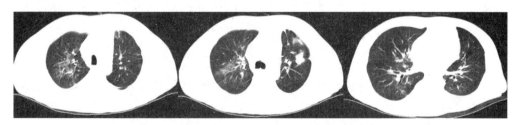

病例20图3　第二次入院前胸部CT影像学表现

二、诊治过程

【第一阶段（2020 年 6 月 25 日至 2020 年 7 月 10 日）】

入院后予以常规保肝、利胆等治疗 5 天后患者肝功能有进一步恶性趋势，伴总胆红素进行性升高。排除禁忌，于 2020 年 7 月 3 日行 CT 引导下肝穿刺活检（病例 20 图 4），病理会诊考虑符合药物相关性肝损伤（免疫检查点抑制药相关的肝脏毒性，G3），遂予甲强龙 80mg（1mg/kg）静脉滴注，3 天后复查肝酶未见明显下降，甲强龙加量至 120mg（60mg，每日 2 次）继续治疗 2 天复查肝酶、胆红素较前有下降趋势。

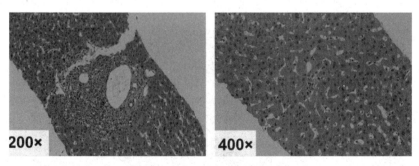

病例20图4　肝穿刺病理表现

患者继续转至外院全身糖皮质激素治疗，并逐渐减量，2020 年 7 月 23 日已减量至泼尼松 10mg/d 口服。2020 年 8 月 3 日因胆红素再次升高伴高热入院，体温 39.1℃，复查血常规白细胞正常范围、淋巴细胞计数偏低；肝功能示丙氨酸氨基转移酶 107U/L，门冬氨酸氨基转移酶 60U/L，碱性磷酸酶 460U/L，γ - 谷氨酰转移酶 735U/L，总胆红素 169.2μmol/L，直接胆红素 96.5μmol/L，血 CMV-PCR 6.68×10³copies/ml，抗巨细胞 IgM 0.23，血 EBV-PCR 5.5×10²copies/ml，CD3/CD4/CD8 计数均明显低于正常。考虑患者免疫抑制状态，合并 CMV、EBV 感染，予以膦甲酸钠 3.0 静脉滴注，泼尼松减量至 5mg/d，辅以保肝、退黄治疗。患者热峰逐渐将至正常，肝酶恢复正常，胆红素明显下降，血 CMV-PCR、EBV-PCR 均为阴性。于 2020 年 8 月 14 日起停用糖皮质激素治疗。

【第二阶段（2020 年 8 月 22 日至 2020 年 9 月 13 日）】

入院后予高流量吸氧，美罗培南 1g/8h 静脉滴注、更昔洛韦 375mg/12h 静脉滴注、复方磺胺甲噁唑 0.96g/6h 口服、伏立康唑 100mg/12h 口服广谱抗感染治疗。同时予预防性抗凝、保肝利胆、退黄、纠正低蛋白血症等对症支持治疗。通过 MDT 讨论，先后排除 CMV 肺炎、PJP 肺炎、肿瘤进展合并癌性淋巴管炎，最终考虑免疫检查点抑制药相关肺炎。遂 2020 年 8 月 22 日以甲强龙 80mg（40mg，每日 2 次）静脉滴注，8 月 24 日复查床边胸片两肺渗出未见吸收，氧合无改善，予加量至 120mg（40mg，每日 3 次）静脉滴注，8 月 26 日复查床边胸片见两肺渗出较前有所吸收，氧合有所改善（病例 20 图 5），予以甲强龙减量至 80mg（40mg，每日 2 次）静脉滴注，2020 年 9 月 1 日复查床边胸片见两肺渗出明显吸收，可耐受鼻导管吸氧（5L/min）。

患者自 2020 年 9 月 13 日开始调整为泼尼松口服，全身糖皮质激素逐渐缓慢减量并维持，多次复查胸部 CT 两肺磨玻璃及间质改变逐渐吸收好转。2020 年 9 月 21 日患者出现左侧大量胸腔积液，考虑肿瘤进展，予以培美曲塞联合贝伐珠单抗治疗。

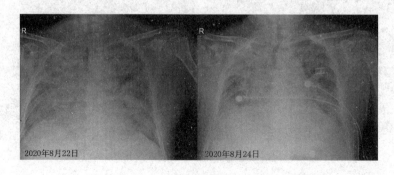

2020年8月22日　　　　2020年8月24日

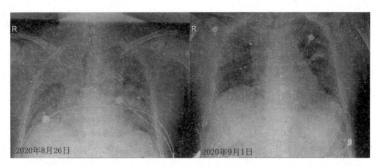

病例20图5　第二次入院治疗过程中床边胸片的演变

三、病例讨论

1. 该患者病程中先后表现出多器官免疫相关不良反应，如何监测、诊断免疫相关肝脏毒性及其处理措施？

接受常规剂量帕博丽珠单抗、纳武单抗单药治疗的患者肝炎发生率为5%～10%（其中3级反应1%～2%），一般在首次免疫治疗后4～14周出现，但具体时间依癌症、免疫治疗药物类型、个体反应等有所不同。所有接受免疫治疗的患者每个周期前，都需检测血清转氨酶和胆红素水平，患者通常无明显特异性症状，如出现肝炎，需排除疾病相关因素、其他药物因素和感染因素等，并结合其他细胞、体液免疫因子检测综合评价。

对于严重的、常规保肝治疗疗效不佳的肝炎，可考虑行肝组织活检。肝小叶三带区域的干细胞远离营养中心，对缺血缺氧或者药物等理化因素的刺激易感性增加，因此该类患者以小叶中心性肝细胞的炎症损伤或坏死为主要表现。本例病例中小叶中心存在轻度肝细胞点灶状坏死，伴有少量肝细胞淤胆表现，汇管区呈轻度混合性炎症改变，即淋巴细胞浸润伴少量中性粒细胞浸润，符合药物性肝损伤病理表现。结合患者免疫治疗病史，其汇管区出现较多的T淋巴细胞浸润，反映了T细胞介导的免疫损伤的存在。

一旦明确免疫相关性肝脏毒性，需遵循分级处理原则。对于2级毒性者，需停用免疫治疗，每周检测两次血清转氨酶和胆红素水平，2级水平升高持续超过1～2周者，在排除其他致病因素后，需使用皮质类固醇激素治疗，初始剂量为1mg/kg泼尼松或其他等效药物。一旦改善，予以激素逐渐减量后，可继续使用免疫治疗。如使用皮质类固醇激素后情况无改善，可增加剂量至2mg/kg，并永久停用免疫治疗。对于3～4级毒性反应者，永久停用免疫治疗，并且使用皮质类固醇激素治疗，初始剂量 1 ~ 2mg/（kg·d），如 2 ~ 3 天无明显反应，可应用吗替麦考酚酯（MMF）1000mg，每天两次，如仍无明显改善者，也可尝试他克莫司，不推荐英夫利昔单抗治疗免疫相关性肝炎。在接受适当的治疗后，肝炎通常 4 ~ 6 周痊愈，而对于未治愈病例，需考虑其他病因，特别考虑到同时服用其他肝毒性药物和巨细胞病毒激活可能。

2. 该病例病程中出现严重呼吸衰竭，最终考虑免疫相关性肺炎，其临床特点、诊断及处理措施有哪些？

免疫相关性肺炎是一种起病方式多样，临床、影像和病理表现各异的不良反应。在一项大型多中心回顾性分析研究中，排除了由于肿瘤和感染引起的肺炎后，915 例抗 PD-1/PD-L1 单药治疗患者中肺炎的发生率为 4.6%，肺炎的发病时间从 9 天到 19.2 个月不等，中位时间为 3 个月左右。研究表明，免疫相关性肺炎发生的时间相较于其他免疫相关毒性反应较晚，肺炎的影像学特征主要表现为毛玻璃样变、原发性机化性肺炎、间质性肺炎、过敏性肺炎、弥漫性肺泡损伤综合征等。

免疫相关性肺炎的诊断主要依靠病史、实验室检查和影像学检查综合判断。临床医生需充分排除感染或肿瘤进展相关性肺炎后，才能明确诊断。当实验室检查提示多种细胞因子增高，尤其 IL-2R 明显增高时，提示巨噬细胞高度活化，存在 T 细胞亚群参与并调控疾病发生的情况。如果影响或临床对肺部浸润的病因仍有疑问时，可依靠纤维支气管镜检查及肺组织活检，可以帮助鉴别急性感染或肺癌淋巴管播散。

对于 1 ~ 2 级免疫相关性肺炎，治疗以泼尼松 1mg/（kg·d）或等效药物。最初患者应 2 ~ 3 天进行一次临床评估。激素类药物应在症状恢复后 4 ~ 6 周开始逐渐减量，同时推迟免疫治疗的使用时间，直到激素药物用量减少至 10mg/d 或更少时。对于 3 ~ 4 级免疫相关性肺炎病例，应静脉应用大剂量皮质类固醇［泼尼松 2 ~ 4mg/（kg·d）或等效药物］，永久停用免疫治疗。在皮质类固醇治疗 2 天后，患者一般状况或影像学仍无好转者，可加用免疫抑制方案，如英夫利昔单抗、吗替麦考酚酯或环磷酰胺。药物起效后的减量需非常缓慢慎重，应超过 6 周甚至更久，已有减量过程中肺炎复发的报道，再次免疫治疗的患者中复发比例亦大大增加。

3. 如何在免疫治疗全程中有效监测免疫检查点抑制药毒性反应，做到早发现早诊断早治疗？

免疫检查点抑制药的毒性反应往往累及全身各个器官，包括皮肤、消化道、内分泌器官、肝脏、肺、心脏等。作为呼吸科医师，在免疫治疗后的患者诊疗及评估中，不应仅限于肺部病变，而应具备全面的大局观。早期密切监测往往是最重要的，每次治疗前患者的临床症状全面评估，包括有无皮疹、乏力、胸闷气短、腹痛腹泻、心悸等；此外全面的实验室检查也有助于早期发现免疫相关不良反应的发生，如动脉血气、肝肾功能、内分泌功能、自身免疫相关抗体、细胞因子检测等。部分器官的不良反应或可通过影像学检查早期实变，如胸部 CT 中局限性的磨玻璃样渗出、肝脏 MRI 中 T_2 加权弥散性信号增强及增强后地图样改变、门静脉旁轨道征等，这些都需要临床各科室医生协作并仔细甄别。

本病例中患者在第二阶段出现明显的胸闷气促、两肺新发磨玻璃影，考虑免疫相关肺炎诊断明确。但患者在第一阶段病程中，已然出现低氧血症，肺功能呈限制性通气功能障碍，弥散功能轻度减低，提示有可能肺部损害在第一阶段已经存在，需充分重视。第一阶段激素的治疗一定程度上缓解并阻止了肺部病变进展，但激素用量及疗程对于免疫相关性肺炎来说稍显不足，因此出现了激素停用后肺部毒性反应的爆发。因此，免疫相关不良反应所累及器官的判断极为重要，它决定了治疗方案及疗程，治疗中的监测指标、预后及转归等。

这例病例的诊疗过程中，在几个重要节点多次就"一元论还是两元论""感染还是非感染因素"这样的问题进行鉴别分析，这种情况下需充分发挥多学科 MDT 优势，运用多种有创操作手段早期协助诊断。有时免疫相关不良反应急性起病且病情往往较重，需要临床医生在经验性治疗阶段尽量考虑到多种可能因素并对症处理，边治疗边诊断，根据相关检查结果及治疗反应及时调整方案。

四、病例点评

对于 IV 期无驱动基因，非鳞状非小细胞肺癌的治疗，2021 最新版的 NCCN 指南[1]指出，当 PD-L1 ≥ 1% ~ 49%，作为 1 类证据优先推荐的是卡铂 / 顺铂＋培美曲塞＋帕博利珠单抗；同样作为 1 类证据的其他推荐方案为卡铂＋紫杉醇＋贝伐单抗＋阿替利珠单抗或卡铂＋白蛋白紫杉醇＋阿替利珠单抗或纳武利尤单抗＋伊匹单抗＋培美曲塞＋（卡铂或顺铂）；在某些特定情况下，纳武利尤单抗＋伊匹单抗双免联合亦可作为 1 类证据。可见，免疫治疗方案已成为 IV 期非鳞状 NSCLC 患者的一线标准治疗方案。

当然在免疫检查点抑制药作用于靶点 CTLA-4、PD-1/PD-L1 的过程中可能会对一些器官产生炎性不良反应，造成免疫相关不良事件[2]。这些炎性不良反应通常涉及患者的胃肠道、内分泌腺、皮肤和肝脏，也可见于中枢神经系统、心血管、肺部、肌肉骨骼和血液系统，造成这些部位的炎症。其中，接受常规剂量帕博丽珠

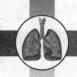

单抗、纳武单抗单药治疗的患者肝炎发生率为 5%～10%（其中 3 级反应 1%～2%），一般在首次免疫治疗后 4～14 周出现。我国是 HBV 病毒感染大国，基线的检查对后续治疗后反应判断带来帮助，但具体时间依癌症、免疫治疗药物类型、个体反应等有所不同。因此所有接受免疫治疗的患者每个周期前，都需检测血清转氨酶和胆红素水平，患者通常无明显特异性症状，如出现肝炎，需排除疾病相关因素、其他药物因素和感染因素等，并结合其他细胞、体液免疫因子检测综合评价。一般在接受规范的治疗后，肝炎通常 4～6 周痊愈，而对于未治愈病例，需考虑其他病因，特别考虑到同时服用其他肝毒性药物和巨细胞病毒激活可能。

通过该病例我们需要特别强调几点：①随着肿瘤免疫治疗的普及，我们将来会碰到越来越多的免疫相关不良事件（irAEs），而 irAEs 可表现在全身各个脏器，并且各脏器不良反应出现的时间也不一致，因此需要我们呼吸科医师知识要全面，不要只关注肺部的不良反应，对其他脏器的不良反应视而不见，该患者就首先表现皮肤和肝脏的反应；②免疫治疗患者肺部出现新的阴影，可能的原因有肿瘤进展、肺部感染和肺部 irAEs 等药物不良反应，特别是肺部感染和 irAEs 需要仔细鉴别，提倡早期开展病原学检测，甚至有创检查，尽快明确肺部感染的有无及其病原菌，不能依赖抗生素的广覆盖；③多学科评估。正因为 irAEs 可能累及多个脏器，因此每次治疗前的病情评估，应仔细询问患者的病史和给予必要的实验室检查，及早发现 irAEs；同时鼓励开展多学科讨论（MDT），既为患者选择最精准的治疗方案，也及时诊治患者可能出现的药物不良反应。

（病例提供者：赵婧雅）

（点评专家：高蓓莉）

参考文献

[1] 张家豪，张亚杰，王洁，等 .2021 年 V1 版《NCCN 非小细胞肺癌临床诊治指南》更新解读 [J]. 中国胸心血管外科杂志，2021，28（3）：271–277.

[2]Haanen J，Carbonnel F，Robert C，et al.Management of toxicities from immunotherapy：ESMO clinical practice guidelines for diagnosis，treatment and follow-up[J].Annals of Oncology，2017，28(suppl_4)：iv119–iv142.

病例21　重症血行播散型肺结核

一、病历摘要

（一）病史简介

患者男性，23 岁，因"咳嗽咳痰 3 个月余，胸闷气促 1 个月加重 1 天"于 2019 年 1 月 16 日收治入院。

患者于入院前 3 个月出现咳嗽，咳黄脓痰，伴乏力盗汗，无发热，未就诊。入院前 1 个月出现活动后胸闷气促，症状进行性加重，于 2019 年 1 月 16 日患者就诊我院急诊。血白细胞及 C 反应蛋白升高，动脉血气提示低氧血症。胸部 CT 双肺弥漫性粟粒样结节和斑片影，左肺部分实变伴空洞样变，纵隔淋巴结肿大（病例 21 图 1）。急诊予以万古霉素、美罗培南和伏立康唑抗感染、甲强龙 40mg 抗炎和鼻导管氧疗，并收治入院。2019 年 1 月 17 日 9 时左右，患者突发胸闷气促，指脉氧饱和度下降，意识丧失，大小便失禁。查体未及皮下气肿，双肺呼吸音极低，未及啰音。床边胸片提示新发右侧气胸（病例 21 图 2）。立即予以胸腔闭式引流，并将患

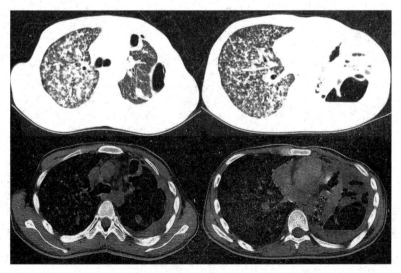

病例21图1　急诊胸部CT平扫

者转至RICU进一步治疗。追问病史，患者长期生活在兰州，大学毕业后来上海工作3年。吸烟史7年，10支/日。其父年轻时有结核性胸膜炎，正规治疗。患者自发病以来纳可，大小便正常，体重减轻5kg左右。

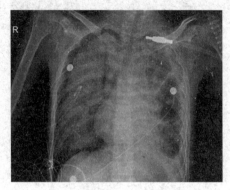

病例21图2　急诊床边胸片

（二）体格检查

体温 37.4℃，脉搏 155 次 / 分，呼吸 50 次 / 分，血压 116/75mmHg，氧饱和度（SpO_2）92%（鼻导管加面罩吸氧 20L/min）。神志淡漠，可自主睁眼，无法对答。消瘦，贫血貌，全身淋巴结未及肿大，无皮下气肿。气促，气管居中，双肺呼吸音低，未及明显干湿性啰音。右侧胸腔闭式引流中，可见水柱波动和气泡溢出。舟状腹，腹软无压痛反跳痛。双下肢无水肿。脑膜刺激征阴性，双侧病理征未引出。

（三）辅助检查

转入 RICU 时血常规白细胞 34.09 × 10^9/L，中性粒细胞 % 97.41%，显著升高。血气分析：酸碱度 7.20，氧分压 11.45kPa，二氧化碳分压 10.14kPa，提示急性Ⅱ型呼吸衰竭。血乳酸 5.42mmol/L，降钙素原 5.75ng/ml，氨基末端 B 型利钠肽前体 1384pg/ml，上述指标均显著异常。血管炎标志物：ANA、ENA 和 ANCA 均阴性。T–SPOT A 抗原 0，B 抗原 13。

二、诊治过程

治疗方面：立即予以气管插管机械通气。右侧胸腔更换 20 号胸引管以保证气体引流促进肺复张。左侧胸腔也进行了胸腔闭式引流，留取胸腔积液标本送检。静脉使用利奈唑胺和美罗培南经验性抗感染，使用血管活性药物保持循环稳定。诊断方面：气管插管后立即床边气管镜检查，镜下见左主支气管及各段支气管黏膜充血肿胀，部分管腔狭窄，管壁附着较多干酪样坏死物（病例21图3）。右侧胸腔积液为黄色微混液体，李凡他试验（＋），胸腔积液总蛋白 25g/L，乳酸脱氢酶 907U/L，腺苷脱氨酶 11U/L；左侧胸腔积液为黄色脓性（病例 21 图 4），李凡他试验（＋），总蛋白 44g/L，乳酸脱氢酶 11 302U/L，腺苷脱氨酶 90U/L。患者咽拭子、痰、中段尿、双侧胸腔和血常规细菌及真菌培养均阴性。患者肺泡灌洗液和血 mNGS 检测到结核分枝杆菌，气管分泌物涂片抗酸杆菌（＋），气管分泌物和双侧胸腔积液结核分枝杆菌 Xpert 阳性，未检测到利福平耐药基因。床边腹部 B 超及心脏彩超均正常。通过上述检查结果，诊断患者重症肺结核：继发性肺结核，左上、下肺；支气管结核（左侧）；亚急性血行播散型肺结核，双肺；结核性胸膜炎（双侧）；涂片（＋）、初治肺结核、急性呼吸衰竭、感染性休克和右侧自发性气胸等。

2019 年 1 月 20 日起根据患者肝肾功能和消化系统功能，开始抗结核治疗：异烟肼 0.6g 静脉滴注，0.1g 雾化 2 次 / 日；利福平 0.45g 鼻饲；乙胺丁醇 0.75g 鼻饲；莫西沙星 0.4g 静脉滴注。甲强龙 20mg 静脉注射减轻结核中毒症状。2019 年 1 月 24 日因肝功能异常将利福平改为利福喷丁 0.45g 1 次 / 周鼻饲。经治疗，患者呼吸功能改善并逐步停用血管活性药物，2019 年 1 月 31 日顺利脱机拔管，改为鼻导管吸氧。2019 年 2 月 2 日起加用吡嗪酰胺 0.5g 3 次 / 日鼻饲，1 周后因嗜酸细胞升高和反复低热而停用。2019 年 2 月 6 日因精神症状停用莫西沙星，加用利奈唑胺 0.3g 2 次 / 日鼻饲，组成四联强化方案。2019 年 2 月 12 日痰抗酸染色涂片 ×2 次为阴性。2019 年 2 月 14 日拔除右侧胸引管，2019 年 2 月 27 日拔除左侧胸引管。复查胸部 CT 提示双肺粟粒样结节影及弥漫性渗出影较前减少，右侧气胸吸收，左侧空腔样病变较前缩小（病例 21 图 5）。患者于 2019 年 3 月 6 日出院回兰州继续治疗，出院时强化方案为异烟肼＋利福喷丁＋乙胺丁醇＋可乐必妥。半年后电话随访，患者已可生活自理，继续巩固治疗中。

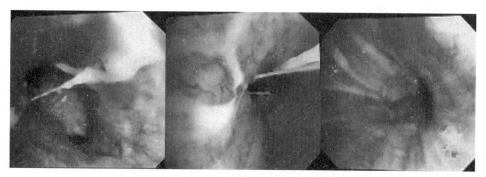

病例21图3　床边支气管镜镜下图

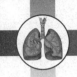

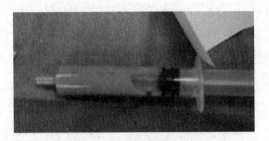

病例21图4　左侧胸腔积液性状

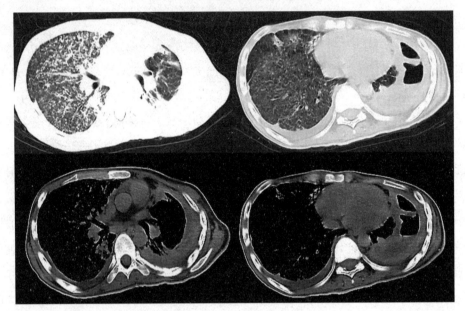

病例21图5　复查胸部CT平扫

三、病例讨论

1. 诊断　肺结核的诊断依据包括流行病学史、呼吸系统和结核中毒症状、影像学检查和病原学检查等。流行病学史：患者的父亲有结核性胸膜炎病史，患者既往可能是潜伏感染者。临床症状：患者咳嗽咳痰大于3周，伴不明原因消瘦。影像学特点：CT可见双肺弥漫性粟粒样结节，上肺野较多较大，下肺肺野结节较少较小；左侧胸廓塌陷，肺容积缩小，胸膜增厚，胸腔包裹性积气积液，以上符合亚急性血行播散型肺结核和结核性脓气胸CT表现。气管镜下见左侧支气管黏膜干酪样改变，符合支气管结核镜下典型表现。微生物学检查对肺结核诊断至关重要，但常

[4]Seong Hyun Jeong.Extranodal NK/T cell lymphoma[J].Blood Res，2020，55（S1）：S63-S71.doi：10.5045/br.2020.S011.

[5]Eric Tse，Yok-Lam Kwong.The diagnosis and management of NK/T-cell lymphomas[J].Hematol Oncol，2017，10（1）：85.doi：10.1186/s13045-017-0452-9.

[6]Kin Man Sin，Stanton King Dat Ho，Brian Yung Kong Wong，et al.Beyond the lymph nodes：FDG-PET/CT in primary extranodal lymphoma[J].Clin Imaging，2017，42：25-33.doi：10.1016/j.clinimag.2016.11.006.

规抗酸染色涂片和罗氏培养存在阳性率低或耗时的弊端。临床上越来越多采用核酸检测技术来提高分子杆菌的检出阳性率，本例患者肺泡灌洗液和胸腔积液进行了 Xpert MTB/RIF 检查，血和肺泡灌洗液进行了 mNGS 检查。Xpert MTB/RIP 是以聚合酶链反应（PCR）为基础的全自动半巢式实时检测技术，短时间（2 小时内）高效率地检测出结核菌基因和耐利福平基因。根据《WS 288–2017 肺结核诊断》[1]Xpert 结果阳性作为确诊结核病依据。该患者不仅肺泡灌洗液 Xpert MTB 阳性，胸腔积液 Xpert MTB 也阳性。一般来说胸腔积液结核杆菌负荷量少，Xpert 在结核胸膜炎中检出率并不高，而本例患者为阳性结果，提示患者胸腔内结核菌量较大。宏基因组测序（mNGS）基于宏基因组学和高通量测序技术 [2]，可检测并分析各种临床来源样本中所有已知及未知的病原体基因序列，包括未知新发病原体（如新型冠状病毒等）。该技术规避了绝大多数病原体不能培养或难培养的缺点，可直接检测临床样本中的病原体核酸，解决了新发或突发、复杂或混合感染、罕见病原体鉴定难的问题。但结核菌为胞内菌，且细胞壁较厚，mNGS 对其检测敏感性低于普通细菌。本例患者不仅在肺泡灌洗液中，而且在血液中也检测到了序列数，再次说明患者体内结核分枝杆菌负荷量大。有报道血行播散型肺结核患者血培养不能培养出结核菌但能通过 PCR 技术检测到核酸，其临床意义有待进一步探究 [3]。通过 Xpert 和 mNGS 技术，我们在 48 小时内确诊患者为肺结核病，显著快于传统的分枝杆菌培养（28 天左右），而且克服了抗酸涂片和分枝杆菌培养不能区分结核分枝杆菌（MTB）和非结核分枝杆菌（NTM）的弊端，为该患者早期精准治疗提供了可靠依据。结合上述，我们推测患者为原发于左肺的结核病，因未及时诊治导致支气管内、同侧胸腔播散，且反复多次入血造成亚急性血行播散型肺结核病。

2. 治疗　结核治疗的原则是早期、联合、规律、全程和适量。患者之前未进行过抗结核治疗，且 Xpert 未检测到利福平耐药基因，可按初治强化方案，选用一线药物联合治疗。一线药物有异烟肼、利福平、乙胺丁醇、吡嗪酰胺和链霉素。前 4 种药物主要通过肝脏代谢，且一般以口服治疗为主。该患者存在结核菌血行播散和支气管内播散，所以先静脉给予较大剂量异烟肼联合气管雾化的方案。一线抗结核药物联用时肝功能异常的发生较为常见，本例患者出现肝功能指标升高，因此换用了利福喷丁。利福喷丁是新的长效利福霉素类抗生素，其抗结核活性比利福平高 2 ~ 10 倍，不良反应少于利福平，且半衰期长，给予每周两次用药。换药后患者肝功能恢复正常。吡嗪酰胺常见不良反应是肝功能异常、过敏反应和高尿酸血症，该患者在使用中出现嗜酸细胞升高而停药。莫西沙星和可乐必妥属于呼吸喹诺酮类药物，是二线抗结核药物，由于其强大的抗结核作用，被用于不能耐受一线用药或 MDR-TB 的治疗，本例患者属于第一种情况。在患者治疗期间也使用过利奈唑胺，但根据目前的指南[4]，利奈唑胺类药物被推荐用于耐药 MTB，并不适合该患者的长期治疗。考虑到药物的使用指征、长期使用的安全性及药物可及性，最终在患者出院时制定异烟肼、利福喷丁、乙胺丁醇和可乐必妥四联的强化方案。另外，从患者治疗及恢复状态可以看到，左侧胸腔积液虽有吸收但内科保守治疗效果欠佳，后续仍需要外科干预，使用胸腔镜或传统手术方式修复左侧结核性脓胸。

3. 并发症的治疗 患者入院后突发意识丧失、血氧下降和大小便失禁。排除中枢性病变后，结合影像学、实验室检查和体格检查，很快诊断患者发生了张力性气胸伴呼吸衰竭。气胸是肺结核患者较为常见的并发症，本例发生气胸的机制是粟粒性肺结核病变在肺间质，引起间质性肺气肿，大疱破裂或胸膜上粟粒灶破入胸腔而发生气胸。选用较粗的胸引管及时行胸腔闭式引流是最主要的救治手段。患者进行气管插管的原因是气胸后发生的循环障碍、意识障碍以及呼吸障碍在胸腔闭式引流后改善不佳，也为了安全地进行气管镜检查，获取气管标本和了解支气管内病变。气胸患者进行机械通气应该注意正压通气对气胸的不利影响，因此，我们采用允许性高二氧化碳血症策略，尽量降低气管峰压、平台压和呼气末正压通气（PEEP），并在通气早期使用肌松剂减轻患者咳嗽或人机不匹配造成的气管压力大幅度波动。如在机械通气中，气胸吸收不佳，造成难治性气胸，还可尝试选择性支气管封堵术（SBO）。所幸，经上述积极治疗，患者气胸闭合，呼吸衰竭纠正，2周左右停止机械通气，4周左右拔除了胸引管。

总之，对于临床上反复咳嗽咳痰大于3周伴有影像学异常的病患需要进行肺结核的鉴别，运用核酸检测技术 Xpert 和 mNGS 可快速高效地检测结核菌基因提高诊断率。救治患者时需要考虑可能发生的并发症，如气胸、呼吸衰竭和大咯血等，并给予相应治疗。一旦确诊肺结核应早期开展一线药物的联合治疗，同时注意药物的不良反应。

四、病例点评

1. 结核病可治可控，但仍有 1%～3% 的患者进展为重症，其中呼吸衰竭的病死率高达 69%。为提高结核病危重症诊治水平，中华医学会结核病学分会制定了《结核病重症加强治疗病房建设与管理专家共识（2018）》[5]。

2. 早期诊断、规范治疗是降低死亡率的关键。

3. 关于 MTB 病原学诊断技术的选用 Xpert MTB/RIF 是 WHO 推荐的、用于结核病诊断的分子生物学技术，可同时识别 MTB 和利福平耐药性，具有敏感性强、特异性高，且便于质控的优势。我国研究显示，宏基因二代测序技术（NGS）诊断肺结核的敏感度与 Xpert 法无差异，但诊断肺外结核的敏感度显著高于 Xpert 法[6]。

4. 关于结核病的免疫学诊断方法 γ–干扰素释放试验，包括结核感染 T 细胞斑点检测（T-SPOT.TB）技术和酶联免疫斑点检测（ELISPOT）技术，虽然较传统的结核菌素皮试（TST）和结核抗体检查，具有更高的灵敏度度和特异度，但仍然不足以用于结核病的排除诊断，如本例血 T-SPOT A 抗原 0，B 抗原 13。

5. 评估发生并发症的风险，做好应对预案。咯血、气胸和继发细菌、真菌感染是肺结核的常见并发症，多见于结核性空洞、支气管结核、结核性支气管扩张、结核病灶导致的肺大疱或肺不张等；对于有相关影像学表现的肺结核患者，应密切观察症状体征变化，及时诊治并发症。本例右侧气胸，与粟粒性肺结核的病理生理改变相关。

6. 抗结核治疗必须严格遵循指南，初治重症肺结核采用一线抗结核药治疗方案。因重症患者常伴有肺外脏器功能损伤，且合并用药更多，制订方案时需特别关注患者基础状态、药物间相互作用（如利福霉素促进伏立康唑代谢），治疗中密切观察不良反应，及时调整联合用药方案。本例患者诊断支气管结核，全身治疗基础上，联合异烟肼雾化吸入局部给药；因肝功能异常、药物过敏，兼顾药物可及性，强化治疗调整为异烟肼、利福喷丁、乙胺丁醇和可乐必妥，是合理且有效的。

（病例提供者：陈　虹）

（点评专家：程齐俭）

参考文献

[1] 王黎霞，成诗明，周林，等. 中华人民共和国卫生行业标准肺结核诊断：WS 288--2017[J]. 中国感染控制杂志，2018，17（7）：642—652.

[2] 中华医学会检验医学分会临床微生物学组，中华医学会微生物学与免疫学分会临床微生物学组，中国医疗保健国际交流促进会临床微生物与感染分会. 宏基因组高通量测序技术应用于感染性疾病病原检测中国专家共识 [J]. 中华检验医学杂

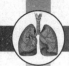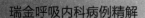

志，2021，44（2）：107-120.

[3] 孙莉，张艳萍.用 PCR 检测肺结核患者血液中结核分枝杆菌 DNA[J]. 中华中西医杂志，2003，4（6）：916-916.

[4] 唐怡敏，邓国防，叶涛生，等.利奈唑胺治疗耐多药结核病的现状及认识[J]. 中国防痨杂志，2017，39（6）：659-663.

[5] 中华医学会结核病学分会重症专业委员会.结核病重症加强治疗病房建设与管理专家共识（2018）[J]. 中华结核和呼吸杂志，2018，41（1）：19-24.

[6] 孙雯雯，顾瑾，范琳.宏基因组二代测序对不同类型结核病的诊断价值 [J]. 中华结核和呼吸杂志，2021，44（2）：96-100.

病例22　呼吸衰竭合并非结核分枝杆菌肺病

一、病历摘要

（一）病史简介

患者男性，68 岁，环卫工人，因"反复咳嗽 50 余年，活动后气促 10 余年，加重伴咳嗽黄痰 2 个月"于 2020 年 10 月 8 日入院。

现病史：患者 15 岁起反复咳嗽咳痰，未诊治。55 岁起出现活动后呼吸困难，逐年加重。近一年登 2 楼、慢速步行 500 米以上气短，且反复着凉后咳嗽、咳黄痰，外院胸部摄片提示"肺气肿、肺大疱"，未行肺功能检查，不规律吸入噻托溴铵、口服茶碱等。2020 年 7 月底无明显诱因下活动后气促加重伴咳嗽咳痰，平地慢速步行 100 米感气喘，休息后好转，黄黏痰、量略多，无咯血、盗汗，无明显胸痛、心悸，无腹胀腹痛、恶心呕吐，无发热、畏寒、寒战，无少尿、下肢水肿，无夜间阵发性呼吸困难、端坐呼吸。2020 年 8 月 1 日急诊，未行血常规、生化、心电图及胸部 CT 等检查，予帕珠沙星、头孢西丁、甲强龙（40mg 1 次 / 日）、氨溴索、喘定治疗 5 天并氧疗，症状略好转。2020 年 8 月 10 日因症状加重再次就诊，血常规：白细胞计数 9.63×10⁹/L、中性粒细胞 % 80.8%、C 反应蛋白 38mg/L，肺炎支原体 IgM 抗体阴性，予可乐必妥、头孢吡肟、甲强龙（40mg 1 次 / 日）、喘定、氨溴索等治疗 3 天，咳喘症状稍减轻。2020 年 8 月 17 日起予噻托溴铵粉雾剂吸入及口服平喘化痰药；2020 年 9 月 17 日胸部 CT 示双肺炎症；为行气管镜检查收住入院。

既往史及个人史：吸烟 20 年，20 支 / 日、已戒 13 年。饮少量白酒。否认糖尿病、高血压、结核、肝炎等。2 次右侧气胸（首次日期等不详；第 2 次：2014 年 9 月 10 日，予右侧胸腔闭式引流、抗感染等治疗后康复）。

（二）体格检查

体温 36.5℃，脉搏 113 次 / 分，呼吸 20 次 / 分，血压 108/67mmHg，动脉血氧

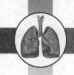

饱和度 92%（吸空气）。神清，消瘦，对答切题，口齿清楚，步行入病房。桶状胸，腹式呼吸为主，无三凹征。双侧胸廓扩张度、语音震颤对称，无胸膜摩擦感。两肺叩诊过清音，两肺呼吸音低，右锁骨中线 1 ～ 4 肋间、左锁骨中线 1 ～ 2 肋间可及湿啰音，无胸膜摩擦音。

（三）辅助检查

血 C 反应蛋白 45mg/L，白细胞计数 7.55×10⁹/L、中性粒细胞 % 77.4%、血红蛋白 128g/L、血小板计数 327×10⁹/L。

血气分析（吸空气）：酸碱度 7.46，氧分压 10.40kPa，二氧化碳分压 6.39kPa，氧饱和度 95.2%。

血生化：前白蛋白 102mg/L，白蛋白 32g/L，肾功能、电解质无特殊；心肌蛋白、BNP 正常。

血 SCC、神经元特异性烯醇化酶、CA21-1、CEA 正常；血沉、降钙素原正常，G 试验、隐球菌抗原阴性；DIC 正常。

2020 年 9 月 17 日胸部 CT 平扫：两肺肺气肿改变，并肺大疱形成；两肺散在炎症，两肺上叶为著，部分伴脓肿形成可能。两侧局部胸膜增厚（病例 22 图 1）。

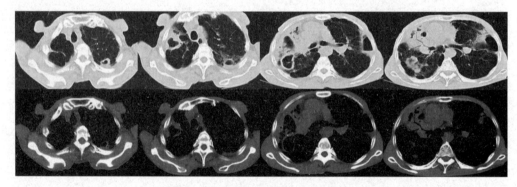

病例22图1　2020年9月17日胸部CT

2020 年 9 月 24 日至 2020 年 9 月 26 日三次痰涂片未找见抗酸杆菌。

二、诊治过程

1. 排除禁忌后行气管镜检查　气管、右总支气管及右肺上中叶支气管中大量黄白色黏稠分泌物。右肺上叶支气管扭曲，黏膜苍白水肿，管腔尚通畅。右肺中叶支气管充血水肿，管腔通畅。

2. 气管镜后当日患者出现胸闷气促、痰无法咳出，体温高达 39.2℃，精神萎靡，双肺哮鸣音；血常规示白细胞计数 $19.33 \times 10^9/L$、中性粒细胞 % 96.3%，血气分析（鼻导管吸氧 3L/min）示酸碱度 7.29、氧分压 96mmHg、二氧化碳分压 74.18mmHg。

3. 治疗与转归

（1）呼吸支持与痰液引流：可拉明（尼可刹米）兴奋呼吸中枢，BiPAP（IPAP 14cmH₂O，EPAP 4cmH₂O）与鼻导管吸氧交替应用，调整氧疗流量，使指氧饱和度维持在 92% 左右；积极药物祛痰及物理排痰，机械辅助排痰。

（2）抗感染：美罗培南（1.0g 1 次 /8 小时）联合左氧氟沙星（500mg 1 次 / 日），反复行痰病原学检查包括细菌、真菌培养，抗酸染色及分枝杆菌培养。

因痰分离到白假丝酵母菌，加用氟康唑每日 500mg 口服。

痰找抗酸杆菌阳性、Xpert MTB 阴性，结合病程及胸部 CT 影像表现，提示非结核分枝杆菌（NTM）感染可能大，患者一般情况差，所以在美罗培南 1.0g 1 次 /8 小时及左氧氟沙星 500mg 1 次 / 日口服基础上、加用阿奇霉素 0.5g 1 次 / 日覆盖 NTM；并继续反复痰病原学检查，一周后再次连续 3 次痰 AFB 阳性和 Xpert MTB 阴性，痰细菌真菌培养未分离到病原体；加用利福平 450mg 1 次 / 日、利奈唑胺 600mg 2 次 / 日口服，强化经验性抗 NTM。建议行痰 mNGS 检测，家属拒绝。

（3）气管管理：口服泼尼松抑制炎症反应（5 粒 1 次 / 日逐步减量至 2 粒 1 次 / 日），ICS\LABA\LAMA 三联治疗，乙酰半胱氨酸 600mg 2 次 / 日口服。

（4）对症支持治疗：营养支持，维持水电解质平衡。

2020 年 11 月 12 日复查胸部 CT 如病例 22 图 2 所示，右肺大片实变影，较前片范围略缩小。考虑分枝杆菌感染的治疗为长期过程，且经积极治疗后患者体温平、动脉血二氧化碳分压稳定已 1 周，遂予以出院，院外继续服用利福平 0.45g、

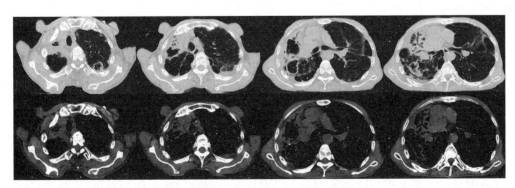

病例22图2　2020年11月12日胸部CT

左氧氟沙星500mg、阿奇霉素0.25g、利奈唑胺600mg抗NTM；氟康唑每日500mg抗真菌；信必可160μg 2次/日＋噻托溴铵1粒1次/日吸入，泼尼松10mg 1次/日控制气管炎症。

出院诊断：①肺非结核分枝杆菌病（双肺）；②重症肺炎；③Ⅱ型呼吸衰竭急性加重；④低钾低氯低磷血症。

4. 后续随访 出院一周后，2020年11月26日患者因呼吸困难、意识突发丧失再次住院，急诊插管，床旁气管镜见大量分泌物，BALF mNGS提示鸟胞内分枝杆菌群。同时患者痰和BALF分枝杆菌培养分别于第47天和第50天报阳3+。参考国内外指南推荐，给予阿奇霉素、利福平及乙胺丁醇，经验性抗NTM，患者病情缓解，成功拔管。后因排痰困难，呼吸衰竭加重，家属放弃治疗。

三、病例讨论

就NTM肺病的诊断与治疗进行讨论。

1. 非结核分枝杆菌 指除结核分枝杆菌复合群和麻风分枝杆菌以外的一大类分枝杆菌总称。据WHO统计目前有190余种，广泛存在自然环境中如水、土壤等，大部分为寄生菌，仅部分为条件致病菌。目前国际上最常用的分类方法为快速生长型和缓慢生长型。临床常见致病菌有鸟胞内分枝杆菌、脓肿分枝杆菌、堪萨斯分枝杆菌、龟分枝杆菌、蟾分枝杆菌，其中脓肿分枝杆菌、龟分枝杆菌属于快生长型，余属于缓慢生长型[1]。

2. NTM肺病的临床特征[2] NTM易感因素包括宿主自身因素如高龄、肺部基础疾病（肺气肿、支气管扩张、胸廓畸形）、环境因素（潮湿土壤）、药物因素（免疫抑制药等）。NTM肺病的临床表现与肺结核病类似，可无症状，或仅有咳嗽咳痰，也可有胸闷气促，常伴随全身消耗性症状等。

胸部影像学缺乏特异性。可长期无变化，也可短期内迅速进展，播散、形成空洞。分为4类，纤维空洞或类结核、支气管扩张、结节型和其他类型，纤维空洞型和支气管扩张为常见类型，两者可重叠。多发薄壁空洞为常见，以上叶多见，且贴近胸膜并胸膜局部增厚。结节影为小叶中心小结节，结节边缘模糊。支气管扩张可成柱状或囊状，呈多发，以右肺中叶、左肺舌叶多见。

该患者老年，营养状态欠佳，有慢性阻塞性肺疾病基础疾病，存在NTM肺病高危因素；临床表现为咳痰喘加重，广谱抗感染药物治疗无效；胸部CT显示双肺多发空洞，以双肺上叶为著。临床需考虑NTM肺病的可能性。

3．NTM 肺病的实验室诊断

（1）标本：可用于病原检测的临床标本有痰、诱导痰、BALF、支气管灌洗液、肺组织等。因 NTM 广泛存在于自然界、且可定植于气管，因此痰、支气管灌洗液、BALF 等分离出 NTM 必须排除污染或定植可能。2020 ATS/IDSA 指南提出为区别 NTM 定植与感染，在诊断 NTM 肺病时必须获取间隔 1 周以上的 3 个呼吸道样本。

（2）诊断方法：探针法、基因测序、MALDI-TOF。基因测序包括 16S rRNA、hsp65、rpoB 及 16S-23S ITS 等。

4．NTM 肺病的诊断　ATS/IDSA 2007 年及 2020 年指南[3, 4]均指出 NTM 肺病诊断需包括临床症状、影像学表现及微生物学检查。具有呼吸系统症状伴或不伴全身症状，胸部影像学表现为空洞、多灶性支扩、多发性小结节等；并排除其他肺部疾病，确保标本无污染且符合下列检出条件之一：①2 份非同一时间痰标本 NTM 培养阳性且为同一菌株，或者 NTM 分子生物学检测为统一一致病菌；②至少 1 次 BALF 或支气管灌洗 NTM 培养阳性；③肺组织见分枝杆菌组织病理学改变即肉芽肿性炎症或 AFB 阳性，且痰或支气管灌洗或组织 NTM 培养阳性。另外，2020 年国内专家共识则将 mNGS 亦纳入微生物学诊断标准[2]。

如前所述，该患者俱备 NTM 肺病的临床表现与影像特征，多次痰 AFB 阳性、Xpert MTB 阴性，痰及 BALF 分枝杆菌培养阳性，遗憾的是因实验室条件限制未能进行种属鉴定，满足 1 次以上 BALF NTM 培养阳性这一实验室诊断条件。之后送检 BALF mNGS 提示鸟胞内分枝杆菌，套用国内指南，可诊断肺鸟胞内分枝杆菌病。

5．NTM 肺病的治疗　NTM 肺病诊断并不意味着启动抗 NTM 治疗，因多数 NTM 对常用的抗分枝杆菌药物耐药，且联合用药患者耐受性差，疗效不确定，因此对确诊的 NTM 肺病，应该权衡抗 NTM 治疗的获益与弊害，决定给予化学治疗还是密切观察随访。2020 ATS/IDSA 指南提出在痰 AFB 阳性伴或不伴肺内空洞形成应积极抗 NTM 治疗。

对于本例患者胸部影像学表现为多发空洞、连续痰 AFB 阳性，且恶病质、呼吸衰竭与 NTM 肺病相关，及早启动抗 NTM 治疗是合理且明智的。

目前用于抗 NTM 的药物包括大环内酯类（克拉霉素、阿奇霉素）、阿米卡星、氟喹诺酮类（环丙沙星、莫西沙星等）、利福平、乙胺丁醇、异烟肼、利奈唑胺、亚胺培南/西司他丁、替加环素等。药物选择上，具体菌种不同存在差别；2020 ATS/IDSA 指出在使用大环内酯类及阿米卡星治疗鸟胞内分枝杆菌或者利福平治疗堪萨斯分枝杆菌时应根据药敏结果。

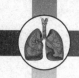

该患者第一次住院期间未能明确具体菌种，治疗上经验性给予左氧氟沙星、阿奇霉素，因患者基础状况差考虑药物不良反应、在治疗中动态观察患者耐受性并逐步加用利奈唑胺、利福平等，经积极抗感染治疗后患者炎症指标、二氧化碳分压等趋于正常。BALF mNGS 提示鸟胞内分枝杆菌后，药物调整为阿奇霉素、利福平、乙胺丁醇及阿米卡星。因药敏周期长，患者一般情况差，该病例未实现根据药敏结果制定联合治疗方案。

四、病例点评

这是一例慢性呼吸衰竭合并肺 NTM 病的患者，呼吸衰竭的诊断及求因和双上肺实变伴空洞的病原学鉴别是诊断的关键；气管管理、呼吸支持、营养支持及肺炎的对因治疗，是治疗的关键。

患者慢性 II 型呼吸衰竭，发病机制是通气量不足，结合病史、体检等，病因包括慢性阻塞性通气功能障碍（慢性阻塞性肺疾病可能大）、肺实质病变（多发肺大疱、肺实变、肺脓肿）及消瘦相关的呼吸肌无力。所以，针对肺炎及消瘦的病因治疗，非常重要。

在寻求病原学过程中反复痰送检细菌、真菌和分枝杆菌培养，以及气管镜 BALF 的微生物检查，结合临床表现，符合 NTM 肺病诊断；mNGS 提示鸟胞内分枝杆菌，而确诊。

我国 NTM 感染率上升[5]，NTM 病的诊断日益受到重视，NTM 危害的人群主要有三大类：慢性肺部疾病、免疫功能低下、外伤及医院感染人群。NTM 病诊断困难、NTM 对抗结核药高度耐药而治疗效果不理想，且疾病易复发。许多患者由于 NTM 感染和原发疾病导致临床症状迁延不愈，终末期患者常因肺组织的持续破坏导致大咯血或呼吸衰竭而死亡。

NTM 病的全身中毒症状和局部损害表现与结核病相似，主要侵犯肺脏，还可导致淋巴结病、皮肤病、泌尿生殖系病、骨关节病、眼病等，播散性 NTM 病见于免疫功能受损者。因感染菌种和受累组织不同，NTM 病临床表现各异。在无菌种鉴定结果的情况下，可长期被误诊、漏诊。

NTM 菌种鉴定，是 NTM 病诊断及治疗的重要依据。

是否对 NTM 病进行治疗，需综合评估判断。对于症状较轻微，胸部影像学表现为病灶较局限，经过动态随访变化不明显，且药敏试验结果为广泛高度耐药，或耐受性较差的高龄 NTM 肺病患者可不给予抗分枝杆菌治疗。

　　NTM 病的药物治疗，需遵循以下原则：治疗前进行药敏试验；根据药敏试验结果和用药史，选择 5 ~ 6 种药物联合治疗，强化期 6 ~ 12 个月，巩固期 12 ~ 18 个月，在 NTM 培养结果阴转后继续治疗 12 个月以上；不建议对疑似 NTM 肺病患者进行试验性治疗。

（病例提供者：易华华）

（点评专家：程齐俭）

参考文献

[1] 中华医学会结核病学分会，分枝杆菌菌种中文译名原则专家共识编写组.分枝杆菌菌种中文译名原则专家共识 [J].中华结核与呼吸杂志，2018，41（7）：522-528.Doi：10.3760/cma.j.issn.1001-0939.2018.07.003.

[2] 中华医学会结核病学分会.非结核分枝杆菌病诊断与治疗指南（2020 年版）[J].中华结核和呼吸杂志，2020，43（11）：918-946.Doi：10.3760/cma.j.cn112147-20200508-00570.

[3]Daley CL，Iaccarino JM，Lange C，et al.Treatment of Nontuberculous Mycobacterial Pulmonary Disease：An Official ATS/ERS/ESCMID/IDSA Clinical Practice Guideline[J].Clin Infect Dis，2020，71（4）：905-913.doi：10.1093/cid/ciaa1125.

[4]Griffith DE，Aksamit T，Brown-Elliott BA，et al.ATS Mycobacterial Diseases Subcommittee；American Thoracic Society；Infectious Disease Society of America.An official ATS/IDSA statement：diagnosis，treatment，and prevention of nontuberculous mycobacterial diseases[J].Am J Respir Crit Care Med，2007，175（4）：367-416.doi：10.1164/rccm.200604-571ST.

[5] 王宇.全国第五次结核病流行病学抽样调查资料汇编 [M].北京：军事医学科学出版社，2011：15-18.

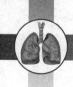

病例23 难治性哮喘合并播散性诺卡菌病

一、病历摘要

（一）病史简介

患者女性，62岁，上海人，2020年1月3日因"反复气喘50余年，再发10天"入院。

现病史：患者50余年前起出现反复气喘，冬季或接触花果、化学品等香味后易发作，避开相关环境、吸入解痉药可缓解，日常活动不受限。既往每年因气喘加重住院3～4次；3年前曾以信必可160μg吸入治疗，每日1吸，气喘略减轻，数月后换用噻托溴铵干粉吸入、症状加重；近2年予以信必可160μg治疗，每日2吸；每年发作1～2次，症状较轻、按需吸入万托林，未住院。2019年1月21日外院查肺功能：重度阻塞为主混合性通气功能障碍，弥散功能重度下降。

10天前无明显诱因下出现气喘再发，夜间明显，快走时气促，吸入万托林气雾剂后减轻，说话成句，偶有出汗，伴咳嗽、咽干，社区、门诊给予激素（甲强龙40mg 1次/日静脉滴注×1天，醋酸泼尼松龙10mg 3次/日口服×5天），抗感染（头孢替安＋左氧氟沙星），信必可320μg 1吸2次/日，症状未缓解。

既往史及个人史：高血压10余年，口服缬沙坦分散片，血压控制可。阵发性室上速8年，2012年行心脏射频消融术，术后华法林抗凝。2019年1月行胆囊切除术。

（二）体格检查

体温36.4℃，血压150/90mmHg，动脉血氧饱和度97%（吸空气）。神清，可平卧，呼吸频率20次/分，说话成句，口唇无发绀。浅表淋巴结未及明显肿大，气管居中，胸廓无畸形，两肺叩诊清音、听诊呼吸音低，可及散在呼气相哮鸣音，呼气时间延长，心率83次/分、律齐，双下肢无水肿，杵状指（－）。

（三）辅助检查

炎症指标：2020年1月4日血常规：白细胞计数15.9×10⁹/L，中性粒细胞%

79.8%，C 反应蛋白＜ 10mg/L。降钙素原、血沉：正常。2020 年 1 月 18 日血常规：白细胞计数 13.54×10^9/L，中性粒细胞 % 80.1%，C 反应蛋白 13mg/L。

动脉血气分析、出凝血指标：动脉血气 2020 年 1 月 3 日：酸碱度 7.42，氧分压 10.7kPa，二氧化碳分压 6.61kPa，血氧饱和度 96.7%，标准碳酸氢盐 30.3mmol/L，剩余碱 7.3mmol/L。2020 年 1 月 6 日：酸碱度 7.42，氧分压 10.0kPa，二氧化碳分压 5.99kPa，血氧饱和度 94.8%，标准碳酸氢盐 27.6mmol/L，剩余碱 4.1mmol/L。D–D 二聚体正常。

免疫指标：血清总 IgE、曲霉特异性 IgE：正常。血清变应原检测、ANCA：（－）。糖化血红蛋白 6.3%↑。

影像检查：2020 年 1 月 6 日胸部 CT 平扫：左肺上叶部分不张，两肺多发小结节及斑片影，两肺支气管轻度扩张，两侧胸膜局部增厚（病例 23 图 1）。

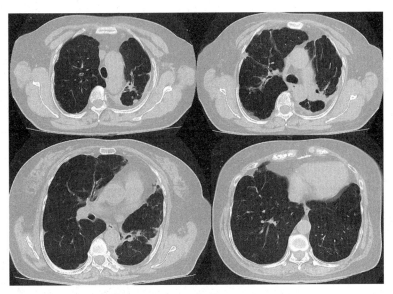

病例23图1　2020年1月6日胸部CT平扫

鼻旁窦 CT 平扫：未见明显异常改变。超声：脂肪肝；室间隔增厚，肺动脉轻度高压（估测肺动脉收缩压约 43mmHg），三尖瓣轻度反流。

病原学：咽拭细菌培养：正常菌群。咽拭真菌培养（－）。呼吸道病原体八联检、G 试验、隐球菌抗原（－）。

血肿瘤标志物：癌胚抗原（CEA）、鳞癌抗原（SCC）、神经元特异性烯醇化酶、CA21–1 正常。

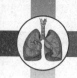
二、诊治过程

1. 结合患者上述现病史、体征和辅助检查，临床诊断考虑为：支气管哮喘（急性发作期）（中度）。参照 GINA 指南，予全身抗炎（甲强龙 40mg 1 次／日起始、联合孟鲁司特钠口服）、局部抗炎（普米克令舒＋特布他林雾化、信必可 320μg ＋噻托溴铵干粉吸入）、左氧氟沙星经验抗感染及化痰等治疗，患者症状、血检逐渐好转，肺部干啰音缓解。出院序贯用药：孟鲁司特钠 10mg 每晚一次口服，信必可 320μg 2 吸 1 次／12 小时，噻托溴铵干粉吸入剂 1 吸 1 次／日，左氧氟沙星、乙酰半胱氨酸、茶碱缓释胶囊口服，醋酸泼尼松 20mg 2 次／日口服，患者可缓慢步行百余米、登 2 层楼，无明显气喘，偶咳黄黏痰。

2. 2020 年 2 月 14 日因"咽痛 10 天，发现口咽部白斑 1 周，伴牙痛"再次入院。两肺听诊可及双侧肩胛线第 8 肋以下湿啰音，查血白细胞计数 13.98×10^9/L、中性粒细胞％ 89.0％、C 反应蛋白 151mg/L，血沉 76mm/h，降钙素原 0.74ng/ml，血嗜肺军团菌 IgM（＋），咽拭、痰培养见白假丝酵母菌，G 试验、隐球菌抗原（－），合并"继发性糖尿病"。予口腔护理、口服氟康唑后口腔黏膜白斑减轻，同时控制血糖、继续原抗炎解痉等治疗。但 2020 年 2 月 19 日出现咳喘加重、吸气时右胸痛、双下肺湿啰音增加，复查胸部 CT 平扫示双肺实变、渗出较前加重，伴厚壁空洞、液平（病例 23 图 2）。

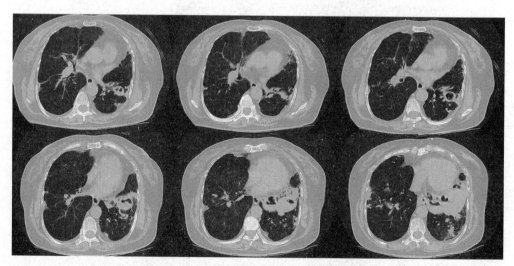

病例23图2　2020年2月19日胸部CT平扫

　　临床首先考虑细菌性肺脓肿，2020年2月19日至2020年3月11日予特治星（注射用哌拉西林钠/他唑巴坦钠）4.5g 1次/8小时静脉滴注经验抗感染、胸腺法新增强抵抗力、加强化痰，醋酸泼尼松渐减量至15mg 1次/日口服；鉴于气喘加重、吸气流速减弱，调整吸入剂为启尔畅气雾剂＋噻托溴铵干粉吸入。患者血象继续升高（2020年3月5日血常规：白细胞计数18.73×10^9/L，中性粒细胞计数16.40×10^9/L、C反应蛋白＞200mg/L），结合基础疾病、广谱抗生素及长期激素治疗史，不除外曲真菌感染，停氟康唑，改伏立康唑静脉滴注。2020年3月11日痰细菌培养结果：分离到乔治教堂诺卡菌（病例23图3）；应临床医生建议进行了数个药物的药敏检测，显示对利奈唑胺、美罗培南、头孢曲松、复方磺胺等敏感，对环丙沙星、左氧氟沙星耐药（病例23图4）。患者确诊为"肺诺卡菌病"；2020年3月12日头颅MRI示左侧小脑半球及左侧侧脑室旁异常强化灶（病例23图5），患者拒绝腰椎穿刺，经神内科、感染科及放射科会诊考虑"脑诺卡菌病"可能。

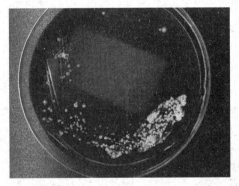

病例23图3　诺卡菌在血琼脂平板上的菌落特征
（96小时，分离自痰标本，白色颗粒状表面皱褶的菌落为盖尔森基兴诺卡菌）

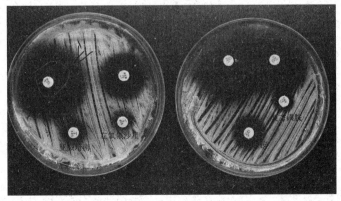

病例23图4　纸片扩散法检测盖尔森基兴诺卡菌对几种抗生素的敏感性

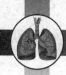

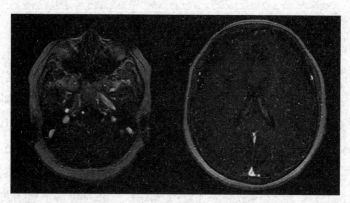

病例23图5　2020年3月12日头颅MRI增强

考虑长疗程及药物可及性和服药依从性，给予"复方磺胺甲噁唑2片4次/日口服＋利奈唑胺片0.6g4次/日口服"抗感染方案。出院继续用药并充分告知家属观察不良反应，随访复查血常规好转，胸部CT、头颅MRI病灶较前缩小（病例23图6：治疗期间胸部CT变化，病例23图7：治疗期间头颅MRI变化），3个月后调整为复方磺胺甲噁唑2片3次/日口服单药治疗；治疗过程中有一过性头晕、恶心呕吐、食欲缺乏，给予对症治疗后减缓；哮喘控制可，醋酸泼尼松渐减量至5mg隔日一次口服；信必可160μg1吸1次/12小时，联合噻托溴铵。

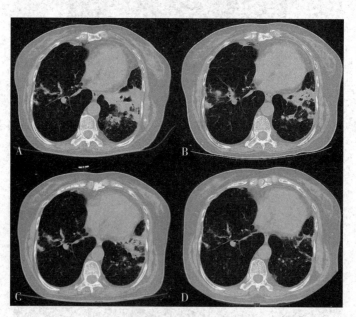

病例23图6　治疗期间胸部CT变化

注：A：2020年3月4日，B：2020年3月30日，C：2020年4月17日，D：2020年6月15日。

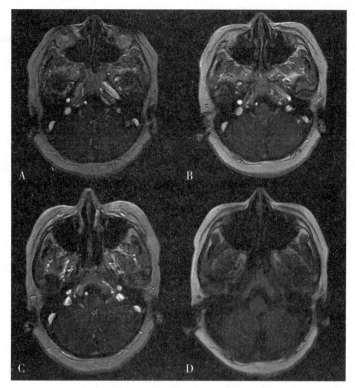

病例23图7　治疗期间头颅MRI变化

注：A：2020年3月12日，B：2020年3月30日，C：2020年4月17日，D：2020年6月15日。

三、病例讨论

1. 这例患者支气管哮喘的诊治过程是否规范，存在哪些问题？

根据患者的既往病史、临床表现、肺功能，支气管哮喘诊断成立。治疗期间将吸入糖皮质激素联合长效 β_2 受体激动药（ICS + LABA）换成长效抗胆碱能药（LAMA）治疗后症状加重，恢复原药物后好转，提示在支气管哮喘的治疗中，糖皮质激素抗炎仍然是核心环节[1]。

病程中患者咳喘症状加重，增加糖皮质激素治疗量未能控制症状，需甄别原因。患者不吸烟，按时规范吸入药物、保持漱口习惯，否认反酸嗳气，督查装置使用方法亦正确，应排查其他可导致哮喘未控制的因素，并积极鉴别诊断。

入院查外周血白细胞数增高，胸部 CT 平扫见两肺多发小结节及斑片影、左上肺部分不张、两肺轻度支扩，曲霉特异性 IgE、抗中性粒细胞胞质抗体等、呼吸道肿瘤标志物、D-D 二聚体正常，鼻旁窦 CT、心脏彩超射血分数无明显异常，结合

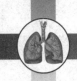

临床表现，首先考虑肺部感染诱因，变态反应性支气管肺曲菌病（ABPA）、嗜酸性肉芽肿血管炎（EGPA）、肿瘤气管压迫、充血性心力衰竭、肺栓塞等其他导致"哮喘"样症状的病因依据不足，故行抗炎解痉治疗同时，给予经验抗感染、并早期及时送检呼吸道病原体筛查。

2. 如何甄别出诺卡菌感染？诊治经过有何波折？

哮喘急性发作期，给予全身糖皮质激素激素及雾化激素等积极抗感染治疗，调整吸入装置，以左氧氟沙星经验性抗感染治疗，覆盖常见社区获得性肺炎致病菌及铜绿假单胞菌；但患者症状仍反复加重、外周血白细胞进一步升高，CT示双肺实变渗出影进展、伴厚壁空洞液平，且存在"继发性糖尿病"，故重新考虑病因诊断，是否耐药细菌或真菌等其他微生物感染？痰病原体检查成为临床工作的关注点，因哮喘未控制，未施行支气管检查。在留取合格痰标本的基础上，借力微生物专家的细致及专业技能，最终分离鉴定出乔治教堂诺卡菌，并应临床医生建议进行了药敏检测，该分离株对利奈唑胺、美罗培南、复方磺胺甲噁唑敏感，对左氧氟沙星耐药。结合文献报道，本例患者的症状、肺部影像表现符合诺卡菌肺炎特点。

由于诺卡菌可经血循环播散到脑、肾、心、脾等器官[2]，且脑诺卡菌病的抗感染治疗需要选择透过血脑屏障的药物并联合治疗，所以临床进行了相关排查。患者头颅MRI示左侧小脑半球及左侧侧脑室旁异常强化灶，患者拒绝腰椎穿刺，经神经内科、感染科和放射科联合会诊，考虑"脑诺卡菌病"可能大。

治疗诺卡菌感染的首选药物为磺胺类药（常用复方磺胺甲噁唑或磺胺嘧啶），早期应用效果较好，但近年来耐药率逐渐升高；目前多主张联合用药，利奈唑胺是第一个几乎所有诺卡菌属均敏感的药物，且在脑等组织中浓度高，适用于播散性诺卡菌病[3]。基于药敏结果，根据患者的播散性诺卡菌病的疾病状态，兼顾长疗程及药物可及性、服药依从性，给予"复方磺胺甲噁唑2片4次/日口服＋利奈唑胺0.6g 2次/日口服"方案抗感染。治疗后复查血象好转，肺部、颅内病灶缩小，且患者对利奈唑胺耐受性良好。3个月后给予复方磺胺甲噁唑单药治疗；病程中出现头晕、恶心呕吐、食欲缺乏，考虑磺胺类药物反应，对症治疗后减缓。随着感染的控制，患者哮喘病情也日趋稳定，糖皮质激素用量减少。

3. 哪些人群易患诺卡菌肺炎？支气管哮喘患者如何预防诺卡菌肺炎？

诺卡菌是革兰染色阳性、需氧丝状细菌，抗酸染色为弱阳性，属放线菌目。寄生于土壤和腐物中，经呼吸道或皮肤伤口、消化道侵入人体，引起局部感染或全身播散。诺卡菌属包括9个种，肺部感染通常由星形诺卡氏菌（85%）引起，我国常见的是星形诺卡菌和巴西诺卡菌，台湾南部常见盖尔森基兴诺卡菌[4]。本例的乔治教堂诺卡菌属于盖尔森基兴诺卡菌。

老年人、支气管扩张等结构性肺病易感，恶性肿瘤、器官移植、消耗性疾病长时间应用肾上腺皮质激素、免疫抑制药、抗癌药物致身体的免疫功能失调时，诺卡菌可成为条件致病菌，慢性阻塞性肺病、哮喘患者亦属于呼吸道局部免疫功能低下人群[5]。本病例除哮喘外，亦存在支气管扩张、肺不张的结构改变，且长期糖皮质激素治疗，易罹患诺卡菌感染。

支气管哮喘患者的随访管理中，规范正确用药仍是基石，同时应关注长期吸入糖皮质激素或口服激素的剂量，避免免疫抑制过度、导致机会性感染，监测糖代谢、营养功能，及时干预合并症可能带来的感染风险，早查早治。如患者出现咳嗽、喘息、气促或胸闷症状加重，且伴有肺部影像学改变[6]，应及早行痰病原学检查，排痰困难者可经气管镜采样；临床医生应积极与微生物专家沟通，提示机会病原菌感染的可能性；经验抗感染治疗无效的重症患者，可行微生物 NGS 等检测。一旦分离到致病菌，需予有效抗生素治疗，足量足疗程，提高治愈率。

四、病例点评

这个病例的诊治过程有惊无险，涉及哮喘的规范管理、难治性哮喘的鉴别诊断、肺脓肿的鉴别诊断及播散性诺卡菌病的诊断、治疗和随访。

1. 明确诊断，是哮喘规范管理的前提　本例患者的难点是老年就诊，表现为"治疗效果差、症状不完全可逆"；但仔细询问病史，儿时起病，诱因下反复发作、自行缓解，无粉尘接触史；虽然缺乏可逆性气流受限的肺功能依据，但具备了典型的哮喘临床表现，经肺部影像学等排除其他疾病后，应该遵循哮喘指南，给予围绕抗炎的治疗，并随访治疗依从性及肺功能、症状、体征等评价疗效、调整治疗，达到哮喘控制目标。

2. 关注糖皮质激素不良反应　尽管生物靶向药物越来越多应用于哮喘治疗，但迄今为止，糖皮质激素仍然是药物治疗的核心。对于大剂量激素吸入或长期全身激素治疗的患者，需关注激素相关不良反应，尤其是继发感染。如本例，出现咳嗽加重，需再次病因鉴别，经胸部 CT 检查发现新发肺脓肿。

3. 急性肺脓肿的病原学诊断　对于有基础疾病、免疫力低下的患者，病原学诊断尤为重要；相较于微生物 NGS，培养分离到致病菌有其优势及临床意义。临床医生应该督促患者留取合格痰标本或深部采样，同时与微生物专家积极沟通。本例是幸运的，第一时间分离鉴定出乔治教堂诺卡菌，行纸片法药敏测试，为制订目标治疗方案提供可靠依据。

4. 宿主免疫低下者的机会致病菌感染，需鉴别是否播散性感染　不同病原学及药敏、感染脏器不同、药物 PK/PD 特点及患者个体差异，制定个体化的抗感染治疗方案。本例诺卡菌感染累及脑部，需用能透过血脑屏障的敏感药物，考虑到治疗周期长，所以先给予复方磺胺甲噁唑联合利奈唑胺的口服方案，并注意药物不良反应的管理。

本病例虽然较为复杂，但整个诊治过程以患者为中心，脚踏实地，遵循指南规范；并学习复习文献，借力多学科讨论，治疗措施以检验检查的客观结果为依据，医生心里有底，且提高患者及家属对长期治疗的依从性，进而获得成功的疗效。

（病例提供者：张海琴）

（点评专家：程齐俭）

参考文献

[1]Takahiro Matsuo，Hiroshi Nakaoka，Hiroshi Nakaoka，et al.Disseminated nocardiosis due to Nocardia terpenica[J].J Infect Chemother，2021，27（9）：1365-1368. doi：10.1016/j.jiac.2021.04.014.

[2]Yiqing Li，Ting Tang，Jie Xiao，et al.Clinical analysis of 11 cases of nocardiosis[J]. Open Med（Wars），2021，16（1）：610-617.doi：10.1515/med-2020-0196.

[3]Uhde KB，Pathak S，McCullum I Jr，et al.Antimicrobial-resistant nocardia isolates，United States，1995 — 2004[J].Clin Infect Dis，2010，51（12）：1445-1448. doi：10.1086/657399.

[4]Chen YC，Lee CH，Chien CC.Pulmonary nocardiosis in southern Taiwan[J].J Microbiol Immunol Infect，2013，46（6）：441-447.doi：10.1016/j.jmii.2012.07.017.

[5]杨修文，崔俊昌.肺奴卡菌病 6 例报道并文献复习 [J]. 解放军医学院学报，2016，37（8）：888-891. doi：10.3969/j.issn.2095-5227.2016.08.018.

[6] 中华医学会呼吸病学分会哮喘学组，中国哮喘联盟 . 重症哮喘诊断与处理中国专家共识 [J]. 中华结核和呼吸杂志，2017，40（11）：813-829.doi：CNKI：SUN：ZHJH.0.2017-11-009.

病例24　Perry综合征

一、病历摘要

（一）病史简介

患者女性，65岁，因"反复发热、咳嗽、咳痰2个月余，加重4天"入院。

患者2个月余前饮食呛咳后出现发热，体温未测，伴咳嗽、咳痰，痰黄色，不能咳出，伴心率增快，无咳血，无胸闷、气急，无意识障碍，无腹痛、腹泻，当时查血常规提示白细胞计数25.22×10^9/L，中性粒细胞% 93.5%，淋巴细胞% 1.3%；C反应蛋白9.98mg/L；降钙素原1.81mg/ml；血钾2.9mmol/L；胸部CT提示两肺间质性改变伴渗出。予留置胃管、导尿，查痰培养提示嗜麦芽窄食单胞菌、鲍曼不动杆菌，先后予头孢吡肟、美罗培南、左氧氟沙星、依替米星、头孢哌酮舒巴坦钠抗感染治疗，后患者体温逐渐下降，但仍有咳嗽、咳黄脓痰，复查胸部CT提示示左肺下叶大片实变，因患者家属要求出院至社区医院继续治疗。

4天前，患者再次出现发热，体温38.5℃，伴咳嗽、咳痰，1天前至急诊就诊，行胸部CT提示左肺下叶不张，左肺下叶支气管异物可能，右肺下叶膨胀不全；血常规提示白细胞、中性粒细胞显著升高，予头孢呋辛联合左氧氟沙星抗感染。1天前，患者出现呼吸困难，氧饱和度下降至70%，告病重，予以气管插管接呼吸机辅助通气。现为进一步治疗收治入院。

追问病史，患者3年前无明显诱因出现入睡困难、伴情绪低落、兴趣减少，于精神卫生中心诊断为抑郁症，予米氮平、思瑞康（富马酸喹硫平片）药物等治疗。2年前开始出现夜间胸闷喘憋症状，曾行夜间睡眠检测提示中枢性低通气，未予治疗。6个月前开始出现四肢僵硬、肌张力增高、行动迟缓、走路不稳，伴有吞咽困难、反应迟缓、认知减退、记忆力下降、便意频繁等症状，未予治疗。近一年内体重下降10kg。

患者的母亲、姐姐以及姨母有类似的抑郁症状。

（二）体格检查

神志模糊，皮肤巩膜无黄染，全身浅表淋巴结未触及肿大，颈软，双侧瞳孔等大等圆，对光反射灵敏。气管插管中，呼吸机辅助呼吸，双肺呼吸音清，未及哮鸣音，两下肺湿啰音，心率89次/分，律齐无杂音，腹部平软，无压痛、反跳痛。四肢肌张力增高，肌力检查无法配合，生理反射存在，病理反射未引出。

（三）辅助检查

血常规/C反应蛋白：白细胞计数 14.56×10^9/L↑，中性粒细胞% 83.3%↑，淋巴细胞% 8.1%↓，单核细胞% 8.4%，中性粒细胞计数 12.15×10^9/L↑，淋巴细胞计数 1.17×10^9/L，单核细胞计数 1.22×10^9/L↑，血红蛋白86g/L↓，血小板计数 199×10^9/L，C反应蛋白112mg/L↑。

肝肾功能/电解质：前白蛋白124mg/L↓，乳酸0.66mmol/L↓，丙氨酸氨基转移酶11U/L，天门冬氨酸氨基转移酶33U/L，碱性磷酸酶63U/L，γ-谷氨酰转移酶58U/L，总胆红素 7.0μ mol/L，直接胆红素 0.5μ mol/L，总蛋白60g/L，白蛋白33g/L↓，白球比例1.22↓，胆汁酸 2.6μ mol/L，尿素9.7mmol/L↑，肌酐 55μ mol/L，尿酸 183μ mol/L，钠137mmol/L，钾4.32mmol/L，氯104mmol/L，二氧化碳24.6mmol/L，钙2.26mmol/L，磷0.65mmol/L↓，乳酸脱氢酶193U/L↑，肌酸激酶164U/L，肌酸激酶同工酶质量2.5ng/ml，肌红蛋白定量146.7ng/ml↑，肌钙蛋白I 0.03ng/ml，估算肾小球滤过率93.5ml/（min·1.73m²）。

血气分析：（呼吸机辅助通气）酸碱度7.32↓，二氧化碳分压52mmHg↑，氧分压156mmHg↑，红细胞压积26.90%↓，实测总血红蛋白88g/L↓，氧饱和度99.2%↑，全血剩余碱0.5mmol/L，细胞外液剩余碱0.9mmol/L，标准碳酸氢根27mmol/L↑，实际碳酸氢根25mmol/L，阴离子间隙5mmol/L↓。

DIC：活化部分凝血活酶时间37.3秒，凝血酶原时间13.7秒，国际标准化比值1.17，TT 14.90秒，Fg 5.1g/L↑，纤维蛋白降解产物6.3mg/L↑，D-二聚体定量1.73mg/L↑。

红细胞沉降率32mm/h。

痰培养：肺炎克雷伯菌（全耐药），鲍曼不动杆菌（黏菌素、替加环素、米诺环素敏感），光滑假丝酵母菌。

胸部CT：左肺下叶实变不张，左肺下叶支气管走形区多发高密度影，两侧胸腔少量积液，右肺下叶膨胀不全（病例24图1）。

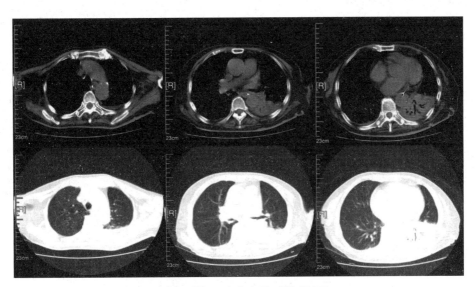

病例24图1 患者入院时胸部CT

二、诊治过程

患者收入我科 ICU 继续治疗，持续有创呼吸机辅助通气，右美托咪定镇静，予以亚胺培南联合万古霉素经验性抗感染治疗，同时辅以氨溴索化痰、奥美拉唑抑酸护胃、阿拓莫兰护肝治疗。复查胸部 CT 患者肺部感染逐渐吸收（病例 24 图 2），予以拔除气管插管，维持鼻导管吸氧 1.5L/min。

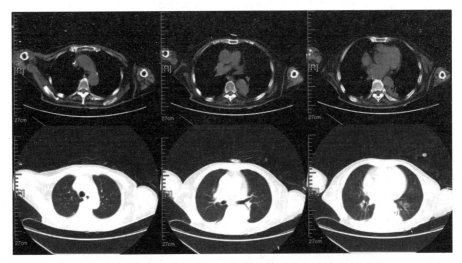

病例24图2 亚胺培南联合万古霉素治疗后肺部感染吸收

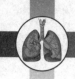

请神经内科会诊，考虑患者存在帕金森综合征，结合患者以情绪改变、人格改变、呼吸功能异常起病，且有明确的家族史，建议完善 DCTN1 基因突变相关检测，治疗上予以美多芭（多巴丝肼片）改善帕金森症状、来士普（草酸艾斯西酞普兰）抗抑郁，叶酸、甲钴胺营养神经。患者持续存在紧张、焦虑情绪，予以思瑞康控制情绪。此后患者肺部感染控制，神经系统症状有所改善，予以出院。出院后患者 DCTN1 基因突变结果回报为阳性（c.279＋1G＞T），患者被诊断为 Perry 综合征；同时也对家族成员完成了 DCTN1 基因筛查（病例 24 图 3）。

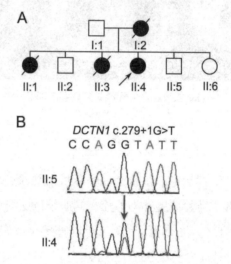

病例24图3　患者所在家族遗传谱系图及患者DCTN1基因突变

注：A：患者所在家族遗传谱系图，II:4 为患者，即先证者；B：患者 DCTN1 基因突变。

三、病例讨论

1. 吸入性肺炎的诊疗策略　吸入性肺炎是指吸入异物或口咽分泌物移位进入下呼吸道而导致的肺部炎症，最常见的吸入物是口咽分泌物、胃内容物等。根据 2019年《新英格兰医学杂志》数据显示，吸入性肺炎在社区获得性肺炎及医院获得性肺炎中的发生率很高，占社区获得性肺炎的 5% ～ 15%，在医院获得性肺炎中的比例尚不明确[1]。误吸通常是由于吞咽功能障碍的结果，导致在吞咽过程中口咽及胃内容物进入气管，尤其容易发生在咳嗽反射障碍的患者中。一项病例对照研究发现在老年人中，存在吞咽功能障碍时，肺炎发生的风险增加了 11.9 倍，并且在发生肺炎的老年人中有 92% 的患者存在吞咽功能障碍[2]。此外，退行性神经系统疾病（包括多发性硬化、帕金森综合征以及痴呆）、意识不清（包括卒中、心搏骤停、全身麻醉、药物因素）等情况，也是增加吸入性肺炎的重要因素。

　　诊断吸入性肺炎主要基于误吸史、危险因素、临床症状以及影像学发现。影像学常见重力依赖肺段的浸润实变表现，如患者发生误吸时处于卧位多见于上叶后段及下叶背段，如患者发生误吸时处于坐位则多见于下叶基底段。过去认为厌氧菌感染在吸入性肺炎中常见，但近年来的研究发现吸入性肺炎的病原体，与社区获得性肺炎或医院获得性肺炎的病原体有相似性。肺炎链球菌、金黄色葡萄球菌、流感嗜血杆菌以及肠杆菌属是社区来源的吸入性肺炎中主要的病原体，而革兰阴性杆菌，包括铜绿假单胞菌则是医院来源的吸入性肺炎中主要的病原体 [1]。

　　本病例中的患者存在神经退行性疾病的危险因素，长期存在吞咽功能障碍，影像学提示左肺下叶背段和基底段的渗出实变影，考虑为吸入性肺炎收治入院。入院后予以了亚胺培南联合万古霉素的全覆盖抗细菌感染方案，之后肺部感染吸收，患者好转出院。但是，由于出院后患者的吞咽功能并没有得到根本上的改善，这位患者在出院后两年内，反复多次发生吸入性肺炎，同时由于神经系统疾病的进行性加重，最后在确诊为 Perry 综合征一年后去世。

　　2. 患者疾病早期低通气表现的鉴别　当动脉血二氧化碳分压高于 45mmHg 时，提示存在低通气。低通气可以按病因分为通气驱动障碍和呼吸功能障碍两类。低通气的病因需要依靠详细询问病史和体格检查，同时进行血气分析、肺功能检查、影像学检查以及多导睡眠监测来明确。血气分析中所包含的肺泡 – 动脉氧分压差可协助评估低通气的病因，如肺泡 – 动脉氧分压差升高则提示存在肺实质病变，如肺泡 – 动脉氧分压差正常则需要考虑神经肌肉病变或中枢驱动障碍。夜间氧饱和度监测以及多导睡眠监测是夜间低通气的重要评估手段。本例患者在反复出现夜间喘憋症状至呼吸科就诊时，进行了多导睡眠监测，结果提示为中枢性低通气，但是当时并未予以重视，未积极寻找原因。

　　Perry 综合征是由 DCTN1（dynactin subunit 1，动力蛋白激活蛋白 1）基因突变造成的一种神经退行性疾病，典型的表现包括帕金森样表现、低通气、抑郁以及体重减轻，同时也可以存在睡眠障碍、吞咽困难、认知功能障碍等。通常在疾病早期首先出现帕金森样表现，低通气则在疾病晚期才出现。但本例患者夜间低通气导致胸闷气促症状发生在运动神经功能障碍之前。运动功能障碍和呼吸系统症状是患者就诊的主要原因，然而，在就诊过程中，神经内科医师往往仅按帕金森综合征来治疗，忽略了呼吸系统症状以及相关家族史的采集；而呼吸内科医师往往仅关注患者的通气功能障碍，认为与神经系统疾病为二元论。本例患者在反复出现夜间喘憋症状至呼吸科就诊时，进行了多导睡眠监测，结果提示为中枢性低通气，但是当时并未予以重视，未积极寻找原因。实际上，中枢性低通气，是 Perry 综合征中最为致命的症状，然而，目前并没有有效的治疗方案。全球范围内，目前仅有一例病例在植入了膈肌起搏器后成功脱离呼吸机辅助通气[3]。

四、病例点评

该文报道了一例非常罕见的病例——Perry 综合征，全世界迄今为止仅报道了近百例，这对我们今后诊断该类疾病有很好的借鉴作用。由于该综合征涉及多个学科，特别是涉及神经病学，这对于呼吸科医生来说是一个非常有挑战的学科，因此造成该患者的诊断充满了艰辛。但纵观该患者的临床表现、实验室和影像学检查、诊治过程，提示我们临床思辨能力和多学科合作的重要性。

正如 Perry 综合征的全称"帕金森综合征伴肺泡低通气和精神抑郁"（Parkinsonism with alveolar hypoventilation and mental depression）一样，该患者早期因反复误吸导致的吸入性肺炎多次住院，随后发生了夜间低通气导致胸闷气促，但神经科医师没有重视，忽略了呼吸系统症状以及相关家族史的采集，仅按帕金森综合征来治疗；该患者多次因吸入性肺炎入住呼吸科，呼吸科医师早期也仅按帕金森综合征合并吸入性肺炎诊治，肺炎好转出院，肺炎再发再住院；后期患者出现呼吸衰竭，甚至夜间睡眠监测显示中枢性低通气，由于对神经系统疾病知识的欠缺，很难深挖中枢性低通气的潜在病因，将中枢性低通气和帕金森综合征按两元论处理。事实上中枢性低通气是 Perry 综合征的晚期特征，常常出现呼吸明显减慢，夜间多见，常导致患者频繁惊醒；随着疾病进展，中枢性低通气演变为危及生命的低氧和呼吸衰竭。

该病例的诊治过程也提示多学科 MDT 的重要性，若早期呼吸科和神经科医生互通有无，该疾病的诊断可能会更加提前。

（病例提供者：倪颖梦）

（点评专家：戴然然）

参考文献

[1]Mandell LA，Niederman MS.Aspiration Pneumonia[J].N Engl J Med，2019，380（7）：651-663.

[2]Almirall J，Rofes L，Serra-Prat M，et al.Oropharyngeal dysphagia is a risk factor for community-acquired pneumonia in the elderly[J].Eur Respir J，2013，41（4）：923-928.

[3]Pretelt F，Cardona CC，Tacik P，et al.Latin America's first case of Perry syndrome and a new treatment option for respiratory insufficiency[J].Journal of Neurology，2014，261（3）：p620-621.

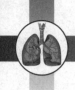

病例25　肺移植术后康复

一、病历摘要

（一）病史简介

患者男性，65岁，以"胸闷、气促、呼吸困难半年余，进行性加重"为主诉入院。

2018年7月16日患者因下肢水肿就诊肾内科，查肌酐92μmol/L，尿素氮10mmol/L，白蛋白19g/L，24小时尿蛋白5924mg/24h，ANA（+）1:640，抗SSA弱阳性，抗RNP/Sm抗体（+），按肾病综合征、系统性红斑狼疮（SLE）进行治疗。治疗过程中患者发热、肺部感染，肾功能快速恶化。控制感染后其他脏器功能逐步改善，氧合无明显改善，需高流量吸氧维持。2018年12月起，二氧化碳明显上升，需无创辅助通气。

2019年1月19日，患者肺部情况进一步恶化，且生活质量差，预后不好。以"间质性肺病并Ⅱ型呼吸衰竭"收入我院重症医学科。与家属充分沟通，并组织全院多学科会诊，于2019年1月24日体外膜肺氧合（ECMO）下行双肺移植术。

术后第4周，患者供肺功能良好，感染控制，遂转入呼吸与危重症医学科行进一步治疗和康复锻炼。

2019年3月29日，患者各项指标恢复正常，具备基本的独立生活能力，健康出院。此后定期门诊随访复查，住院评估。

（二）体格检查

神志清楚，气促明显。双眼睑无水肿，结膜稍充血，咽部无充血，口腔黏膜未见白斑。左上肢前壁内侧大量紫红色瘀点。口唇无发绀，双肺呼吸音粗，可闻及干啰音，双下肺明显，心律齐，各瓣膜听诊区未闻及病理性杂音。腹软，肝脾肋下未触及，左下腹深压痛，腹部移动性浊音阴性，叩鼓音，肠鸣音3次/分，四肢轻度水肿。

（三）辅助检查

2019年1月19日胸部CT：示两肺间质性感染伴肺纤维化改变，两肺散在渗出，左肺下叶实变（病例25图1）。

2019年1月23日：

C反应蛋白＋血常规：C反应蛋白41mg/L↑，白细胞计数9.14×10⁹/L，中性粒细胞%96.0%↑。

血气分析：酸碱度7.391，二氧化碳分压81.6mmHg↑，氧分压88.2mmHg。

肝肾功能：白蛋白30g/L↓，尿素氮8.9mmol/L↑，肌酐47μmol/L↓，尿酸145μmol/L↓，乳酸脱氢酶277U/L↑，肌钙蛋白I 0.04ng/ml，估算肾小球滤过率110.9ml/（min·1.73m²）。

2020年8月19日胸部CT：两肺移植术后改变，两肺散在小斑片影、条状致密影，双侧胸腔积液，肺大部复张（病例25图2）。

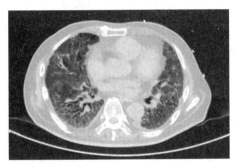 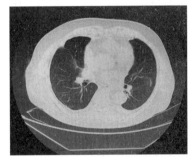

病例25图1　2019年1月19日（肺移植前）　　病例25图2　2020年8月19日（术后20周）

二、诊治过程

结合患者症状、体征、辅助检查，目前主要诊断包括：①肺移植术后状态；②胸腔积液（双侧少量）；③系统性红斑狼疮（SLE）；④肾病综合征；⑤糖尿病；⑥高血压2级；⑦周围神经病；⑧甲状腺功能减退症。

肺移植患者的康复治疗应该是贯穿全程且多学科联合的[1]。下面将分为术前康复、ICU早期康复、稳定期康复、居家康复四个方面展开详细解读。

1. 术前康复　主要目标为：①治疗师与患者建立相互信任的关系；②告知术后大致康复进程及内容；③维持现阶段功能（四肢肌力、呼吸肌、翻身能力等）；④改善营养状况。

术前评估患者的四肢肌力Ⅱ⁺级，活动度正常，认知功能正常，但无法床边坐起。所以每天主要在床上做翻身练习、四肢无负重的等张收缩练习、双桥运动、腹式呼吸训练（每日一次每次 25 分钟左右）。

2. ICU 早期康复（病例 25 图 3）2019 年 1 月 24 日患者在 ECMO 辅助下行双肺移植术，术后第 2 天通过自主呼吸试验（SBT）后成功脱机拔管，呼吸康复团队也于术后第 2 天即开始术后早期康复的介入，首先对患者进行全面康复评估，咽反射正常（洼田饮水试验Ⅰ级），咳嗽较有力，肺部听诊双肺少量湿啰音，坐位平衡Ⅱ级，疼痛（NRS）伤口周围 5 分，由于患者在术前已经卧床近半年时间，特地检查了患者双下肢静脉循环的情况，以排除存在血栓的可能。

康复训练主要以疼痛管理、气管廓清、吞咽训练、床旁坐起（5 分钟）为主。术后伤口疼痛是阻碍患者进行康复训练的重要因素。随着拔管后镇静镇痛泵的撤除，我们根据患者的疼痛评分选择非甾体镇痛药、曲马多或者伤口附近用芬太尼透皮贴剂来进行替代，使患者迈过术后的疼痛关口以进行早期的康复锻炼。

定期以床旁气管镜清理气管分泌物并且评估吻合口情况，联合雾化吸入布地奈德混悬液减轻气管黏膜水肿，缓减气管痉挛，雾化吸入乙酰半胱氨酸稀释痰液，配合主动循环呼吸法进行有效的咳嗽，帮助患者主动进行气管廓清。由于患者吞咽功能良好，直接予以增稠剂加入粥中给患者少量进食。每天上、下午各进行一次由呼吸、肌力、电疗组成的康复训练，并且扶患者在床旁坐起，训练强度循序渐进。

运动训练是肺康复的基础，在优化移植前功能及改善移植后结局和生活质量方面起到重要作用[2]，主要包括上肢功能训练、下肢功能训练和上下肢联合训练。其中下肢功能训练在肺康复指南中被列为 A 级，主要包括屈膝抬腿、直腿抬高、踩单车、原地踏步及行走训练等。肺移植患者卧床后易造成血液在静脉腔内异常凝结而产生静脉血栓，应尽早进行下肢功能训练。患者每天上、下午各进行一次由呼吸、肌力、电疗组成的康复训练，并且扶患者在床旁坐起，做吸气和呼气训练，训练强度循序渐进。

术后第 4 天，再一次进行康复评估，患者上肢肌力提高到Ⅳ级，但下肢肌力只有Ⅱ⁺级，无法完成主动直腿抬高，床边无法独坐 10 分钟以上，主诉四肢运动极易疲劳。康复治疗一度陷入瓶颈和僵局。后经 MDT 讨论，神经内科会诊考虑患者存在周围神经病变，有严重的轴索损伤和脱髓鞘。结合患者在训练中极易疲劳，别的患者能重复十遍的动作，他做三遍就需要休息，呼吸康复团队为其制定了少量多次的训练原则，让患者循序渐进地进行床上自主翻身、桥式抬臀运动、膈肌的吸气练习、主动循环呼吸技术等。

对于肺移植受者，康复治疗的重点除了呼吸训练，还需提供心理健康的教育和支持，以改善呼吸困难，克服对运动和劳累呼吸困难的恐惧。我们还关注其术后心理的变化，注重对患者进行心理疏导，缓解其术后的焦虑情绪，对其每一点进步予以肯定，使患者建立康复信心。

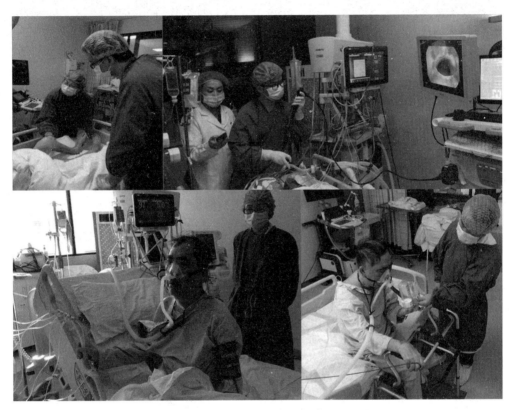

病例25图3　ICU早期康复

3. 稳定期康复　在院内各个科室的共同努力下，患者感染控制，营养状况改善，肺功能逐渐恢复，病情趋向稳定，2019 年 2 月 19 日转入呼吸科清洁病房。随着身上管子一根根的拔除、监护仪等的移除、限制患者活动的障碍逐步减少，再加上家人能时刻陪伴鼓励，患者在康复训练中更加积极，进步也更加明显。根据患者康复情况，治疗方式及运动量也不断调整，主要训练心肺耐力和平衡能力，在康复治疗师和患者的共同努力下，患者终于完成了第一次站起、第一次步行（病例25 图 4 ）。

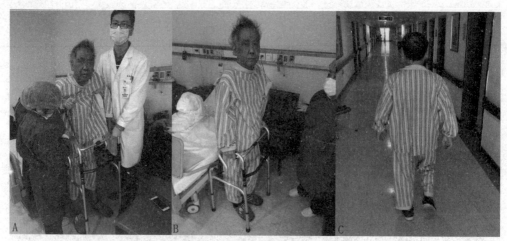

病例25图4　患者术后第一次站立和步行

注：A：40日辅助站立；B：53日独自站立；C：60日独自步行。

4. 居家康复　患者出院时已具备助行器下独立步行能力，生活基本完全自理 MBI = 73。

居家康复指导：包括居家环境指导、出院前健康宣教、弹力带四肢抗阻训练、步行练习、家庭功率自行车、八段锦等。这些康复治疗措施都是易于在家庭环境实施的，且操作难度低，可自行进行。

电话随访：肺移植团队和患者及家属建立了电话联系，关注患者的居家生活质量，解答患者在居家康复时遇到的疑惑和困难，帮助他更好的回归正常社会社交生活。

定期医院随访：出院后 2 个月随访：患者已可无辅助下步行 50 米，FEV_1%pre 为 69%，FEV_1/FVC 为 83.2%。出院后 20 个月随访：6 分钟步行试验 480 米，可独立生活 MBI = 100，FEV_1%pre 为 71%，FEV_1/FVC 为 83.3%，肺功能基本恢复正常。

三、病例讨论

我国肺移植受者特征主要为高龄、术前身体功能差、并发症多，诸多患者直到呼吸机依赖才要求实施肺移植术，甚至有些患者使用 ECMO 辅助支持等待肺移植[3]，并且接受肺移植的患者大多都是在疾病终末期，身体基础情况不佳，而大手术和长时间住院可能导致进一步的虚弱、肌病、神经病变和其他与制动相关的并发症。与抗排斥药物治疗、免疫抑制、代谢紊乱、营养耗竭以及有时伴随的情绪障碍一起，这些各种因素都会导致活动受限，可能会影响移植术后的身体功能和生活质量。因此，肺移植术前术后各个阶段的康复至关重要。

康复团队包括医疗、护理、物理治疗、作业治疗、营养学、言语治疗、社会工作和心理学等学科，并根据每个患者的需要、疾病的程度和合并症，为他们设计个性化的方案。

该患者病情较为复杂，不仅仅存在呼吸问题，还合并免疫性疾病及其他多种疾病，对肺移植手术来说是一个很大的挑战。该患者肺移植的成功，离不开多学科密切配合，深入合作，共同参与制订患者诊疗方案。参与科室包括重症医学科、胸外科、移植科、肾内科、呼吸科、感染科、心外科、泌尿外科、康复科、营养科等10余个科室，对患者病情进行综合评估，讨论用药、后续检查、康复锻炼以及注意事项等多个方面。MDT 每 1 ~ 2 天 1 次，以根据患者病情变化及检查结果及时调整治疗。其中，康复锻炼贯穿了患者的诊治全程，对于减少 ICU 住院时间、降低并发症、改善预后、提高生活质量、具有重要作用。

在疾病面前，医患携手，同仇敌忾，才能战胜病魔，重塑身心健康。

四、病例点评

该文详细介绍了一例长期罹患多脏器功能损害的双肺移植患者实施康复治疗的全过程，凸显康复治疗在呼吸疑难危重症疾病诊疗中的地位。王辰院士倡导的"防诊控治康"理念体现了疾病全生命周期的管理，所谓"康"，就是康复，指急性病能够加快康复，慢性病能够在疾病长期存在的情况下动员机体能力和代偿，使其身体、心理和社会适应能力得到维护和提升。

该病例的术前康复，既有多学科团队联合评估肺移植的可行性，同时通过术前康复治疗，将患者的各脏器功能调整到最佳，保证肺移植手术的顺利实施。术后快速康复，基于对患者的精准评估，多学科通力合作，逐步开始疼痛管理、气管廓清、吞咽训练、肌肉锻炼、心理辅导等，循序渐进，使患者感染控制、营养状况改善、肺功能逐渐恢复、病情趋向稳定、迅速回归社会。患者出院后开展居家康复，直至患者完全恢复正常生活。康复治疗贯穿了该患者的诊治全程。

通过该病例，我们特别强调康复治疗的重要性。既往临床医师重视疾病急性期的药物治疗、机械通气治疗等，但对康复治疗严重忽视。事实上康复治疗，特别是重症患者的早期快速康复治疗在减少 ICU 住院时间、降低并发症、改善预后、提高生活质量、早期回归社会等多方面均具有重要作用。其他慢性疾病的康复治疗，如

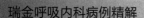

慢性阻塞性肺疾病的呼吸康复治疗同样也需要重视。

（病例提供者：谢思敏）

（点评专家：戴然然）

参考文献

[1] Carney KC，Bronzell-Wynder T，Gronek K.Lung Transplant for the Critical Care Nurse[J].Critical Care Nursing Clinics of North America，2019，31（3）：285-302

[2] 吕秀霞，陈瑞云，魏立，等 . 肺移植患者肺康复的研究进展 [J]. 中华护理杂志，2019，054（005）：765-770.

[3] 胡春晓，李小杉，卫栋，等 . 前进中的肺移植事业——我国肺移植发展现状及未来 [J]. 器官移植，2020，011（002）：204-207.

病例26　原发性纤毛不动综合征伴耳聋及早期精神分裂症

一、病历摘要

（一）病史简介

患者男性，32岁，因"反复咳嗽、咳黄脓痰20余年，急性加重3天"入院。

患者自幼年期出现咳嗽、咳痰，晨起症状明显，每日咳痰量约为500ml，有脓臭味，伴有间歇性胸闷、气急及大汗淋漓等。患者有长期失眠史，间断性出现神志不清、情绪暴躁表现，偶有个性改变以及类神经症状，表现为不明原因的焦虑、抑郁、不典型的强迫、注意力不集中、失眠以及白天萎靡不振，对周围环境产生害怕、恐惧心理，对身体部位产生不适当地关注以及怪异行为（暴露自己身体）。已婚无子女。

（二）体格检查

神清、精神高度紧张，体型瘦弱，浅表淋巴结未及肿大，气管居中、两肺扩张度一致，触觉语颤对症，两肺叩诊清音，两肺呼吸音粗，两下肺可闻及湿啰音。右位心，心率90次/分，律齐，腹部各脏器左右换位，肝脾肋下未及，无压痛及反跳痛，双下肢水肿（－）。杵状指、趾（＋）。

（三）辅助检查

血常规：白细胞计数 $13.8 \times 10^9/L$，中性粒细胞％ 82.9%，血红蛋白141g/L，血小板计数 $225 \times 10^9/L$。

血气分析（吸空气状态下）：酸碱度7.41，氧分压19.51kPa，二氧化碳分压5.35kPa，动脉血氧饱和度99%。

血沉29mm/h；C反应蛋白5.6mg/L。

胸部正侧位片（病例26图1，病例26图2）：右位心，两下肺纹理紊乱，呈卷发影表现，局灶部分片状渗出影。

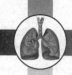

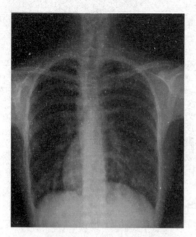

病例26图1　胸部正位片

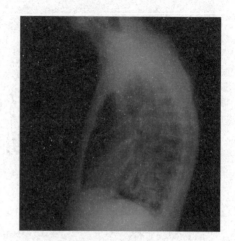

病例26图2　胸部左侧位片

胸部 HRCT（病例26图3，病例26图4）：右肺中叶、下叶及左肺上叶舌段、下叶可及沿血管分布柱状高密度影，部分边界模糊，以肺底部为明显；心影呈镜面右位，心尖下指向右下方。膈下肝脏位于左侧，脾脏及胃底位于右侧。

头颅 MRI 提示：上颌窦、鼻旁窦炎。

听力检测：神经性耳聋。

痰液病原体检查：铜绿假单胞菌。

精液检查：死精症，精子活动测定为 D 级（极慢或不动），死精比例 92.68%。

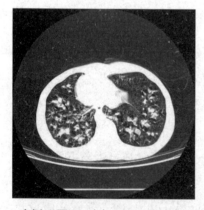

病例26图3　胸部HRCT（肺窗）

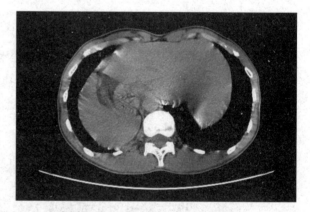

病例26图4　胸部HRCT（纵隔窗）

二、诊治过程

入院后，予以积极化痰、抗感染治疗后，患者感染症状明显得到控制，但精神症状无明显改善。根据精神分裂症诊断标准，排除器质性精神障碍（肝性脑病）；

排除精神活性物质或非成瘾物质所致的精神障碍，基本符合早期精神分裂症表现。予以维思通（利培酮片）、氯硝安定（氯硝西泮片）控制患者精神症状，效果不佳，肺部情况稳定后转至经过精神专科医院进一步治疗。

出院诊断：原发性纤毛不动综合征；Kartagener 综合征；神经性耳聋；原发性不育；精神分裂症（早期）。

三、病例讨论

原发性纤毛不动综合征（primary ciliary dyskinesia，PCD）是以纤毛运动障碍为主要表现得这一类疾病。1933 年，Kartagener 报道了 4 例合并鼻窦炎、支气管扩张和右位心的病例，从而称为"Kartagener 综合征"。Kartagener 综合征发病率为 1/40 000 ～ 1/50 000，占全内脏转位的 6% ～ 9%，占支气管扩张的 0.5%。发病率男女大致相仿[1, 2]。有研究发现 Kartagener 综合征患者呼吸道上皮细胞纤毛动力蛋白臂缺陷，且与黏膜清除力下降和纤毛及精子运动能力缺失有关，将其命名为 PCD。从遗传学角度分析，PCD 是一种常染色体隐性遗传。本综合征在有血缘关系家族结婚人群中高发生率（20% ～ 30%），同胞发生率为 7% ～ 9%[1-3]。而本例患者的父母为 3 代内的近期结婚。

PCD 发病主要与基因突变导致纤毛结构的异常有关，后者又会造成纤毛运动的障碍，进而引起气管黏膜的黏液清除功能异常。纤毛上皮细胞广泛分布于人体的呼吸道、鼻旁窦、耳咽管和室管腔等处，使各脏器纤毛上皮活动受限，从而引起黏膜纤毛运输功能障碍，分泌物易潴留而招致反复感染形成慢性炎症性病变，反复感染则会进一步加重病情，逐步演变为支气管扩张、鼻旁窦炎和中耳炎，形成了本症的病理基础[4, 5]。

在本例患者存在精子运动能力缺失而导致原发性不孕，属 PCD 常见临床表现。此外，本例患者还同时伴随出现了耳聋以及早期精神分裂症的表现。

四、病例点评

本例患者是一例典型的 PCD 患者，具有典型的 Kartagener 三联征，属罕见病。PCD 合并精神神经症状较少报道。其可能的发病机制在于纤毛运动障碍导致大脑非对称性发育，脑脊液循环异常造成脑室的增大，以及可能涉及大脑原发性生化物质的改变导致基因的改变等。确切的机制尚需进一步探讨。目前，尚无针对 PCD 统一的诊断方案，原因在于突变基因不同、症状体征差异、检测方法不一、检测方法

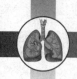
的假阳性和假阴性率，以及部分地区对疾病的认知缺乏等因素。2017 年欧洲呼吸协会指南推荐的诊断流程如下 [3-5]。第一步：对于临床表现可疑的患者进行鼻呼出气一氧化氮（nNO）和高速数字视频成像（HSVA）检测；第二步：透射电镜（TEM）和细胞培养后，重复进行 HSVA 检测；第三步：基因诊断。

由于 PCD 的治疗措施有限，统一有效的 PCD 临床管理方案仍在不断探索中，许多 PCD 患者常常不能得到及时有效的治疗，造成不可逆性的肺功能损害。所以，早期明确诊断和管理对阻止病情发展和改善预后尤为重要。PCD 的管理主要包括耳鼻喉科管理、下呼吸道管理、其他系统管理、生活质量评价及遗传咨询 [3-6]。此外，目前缺乏特异性 PCD 对因治疗，不同基因突变的 PCD 患者临床表现和严重度存在差异，进一步探索基因型及临床表型之间的关系，将有助于 PCD 患者的个体化管理。

（病例提供者：周剑平）

（点评专家：李庆云）

参考文献

[1] 彭杨，陈卓，朱振潮，等 . 原发性纤毛不动综合征诊断方法的应用进展 [J]. 解放军医学杂志，2017，42（10）：854-859.

[2] 魏建华 . 原发性纤毛不动综合征临床管理的研究进展 [J]. 临床儿科杂志，2019，37（2）：144-147.

[3]Zhao X，Bian C，Liu K，et al.Clinical characteristics and genetic spectrum of 26 individuals of Chinese origin with primary ciliary dyskinesia[J].Orphanet J Rare Dis，2021，16（1）：293.

[4]Dunsky K，Menezes M，Ferkol TW.Advances in the Diagnosis and Treatment of Primary Ciliary Dyskinesia：A Review[J].JAMA Otolaryngol Head Neck Surg，2021，doi：10.1001/jamaoto.2021.0934

[5]Poprzeczko M，Bicka M，Farahat H，et al.Rare Human Diseases：Model Organisms in Deciphering the Molecular Basis of Primary Ciliary Dyskinesia[J].Cells，2019，8（12）：1614.

[6]Sironen A，Shoemark A，Patel M，et al.Sperm defects in primary ciliary dyskinesia and related causes of male infertility[J].Cell Mol Life Sci，2020，77（11）：2029-2048.

病例27　结节病合并双侧胸腔积液

一、病历摘要

（一）病史简介

患者男性，55岁，交通协管从业人员。因"反复咳嗽3个月，胸闷、气促2个月"于2020年12月16日入院。患者诉3个月前无明显诱因下出现干咳，2个月前出现胸闷、气促，活动后加重、活动耐量下降，就诊于当地医院，发现双侧胸腔积液，先后行左侧、右侧胸腔穿刺引流，引流黄色渗出液，胸腔积液细菌真菌培养及抗酸染色均阴性，予以左氧氟沙星抗感染等治疗。间隔1个月后再次出现胸闷、气促，胸部超声仍提示双侧胸腔积液（大量），再次予胸腔穿刺引流胸腔积液后胸闷症状缓解，胸腔积液涂片见多量淋巴细胞、少量组织细胞，未见恶性细胞。期间查PET-CT示：左肺下叶结节，双侧胸膜多发增厚，双侧胸腔积液，心包少量积液；双颈部、锁骨上、双肺门、纵隔、双侧内乳、侧后肋间、双膈上、左腋窝、肝胃韧带、肝门区、腹膜后、双侧髂血管旁、腹股沟、双臀部肌间隙多发肿大淋巴结，葡萄糖代谢均增高（病例27图1）。外院超声引导下右锁骨上淋巴结穿刺活检，病理提示肉芽肿性病变，未见干酪样坏死；经支气管镜TBLB（transbronchial lung biopsy，经支气管镜肺活检）病理亦提示肉芽肿性炎，抗酸染色及荧光染色均为阴性。为进一步明确诊治收住我科。患者既往体健，无特殊职业接触史，家族中无类似疾病史。

（二）体格检查

皮肤黏膜无黄染、皮疹及出血点，左锁骨上淋巴结触及肿大，无压痛，可活动，局部皮肤无溃疡、窦道、瘘管，口唇无发绀，呼吸平稳。双肺叩诊浊音，呼吸音低，未闻及干湿啰音。心音可，心律整齐。腹部软，无压痛及反跳痛，肝脾肋下未触及。四肢活动可，无水肿，病理征阴性。

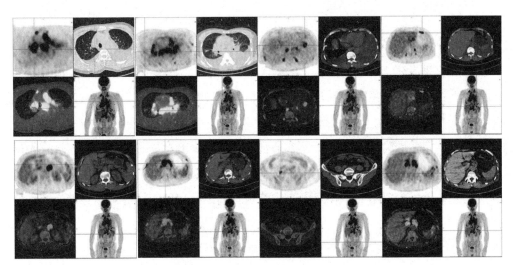

病例27图1　2020年11月20日外院PET-CT提示全身多发淋巴结肿大伴FDG高摄取

（三）辅助检查

血常规、血沉、C反应蛋白、降钙素原正常范围，肝功能、肾功能、电解质、血糖、心肌酶、NT-proBNP、DIC正常范围。

感染相关检查呼吸道病毒（EB病毒、巨细胞病毒、流感病毒、副流感病毒、单纯疱疹病毒、冠状病毒、呼吸道合胞病毒、腺病毒、人偏肺病毒、人鼻病毒、肠道病毒、人博卡病毒、柯萨奇病毒、肺炎支原体、肺炎衣原体、嗜肺军团菌核酸、肠道病毒核酸）均阴性；真菌相关（乳胶凝集、β-1，3葡聚糖、半乳甘露聚糖检测）均阴性；结核T-spot检测阴性。

自身免疫相关抗体（抗核抗体、抗中性粒细胞胞质抗体）均阴性。肿瘤标志物正常范围。

心脏超声示微量心包积液。

胸部CT（2020年12月24日）示双肺门及纵隔淋巴结肿大、双侧胸腔积液（病例27图2）。

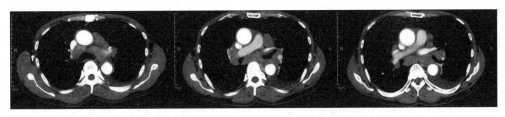

病例27图2　2020年12月24日胸部CT提示纵隔及双侧肺门多发淋巴结肿大

二、诊治过程

入院后患者于 2020 年 12 月 21 日行右侧胸腔镜检查，镜下见胸膜腔内大量黄色浑浊胸腔积液，未见明显粘连及纤维物，脏层及壁层胸膜可见多个白色不规则隆起（病例 27 图 3），左侧胸腔闭式引流，两侧胸腔积液检查详见病例 27 表 1。

进一步完善骨髓细胞学未见异型细胞。超声引导下左锁骨上淋巴结粗针穿刺活检，病理示肉芽肿性病变，未见凝固性坏死（病例 27 图 4），特殊染色及结核杆菌 PCR 检测结果均未提示有结核感染。胸腔镜胸膜结节病理同样提示肉芽性病变（病例 27 图 5）。

排除特殊感染，自身免疫性疾病及血液系统疾病后，结合患者多处（锁骨上淋巴结、胸膜结节及 TBLB）多次活检均提示非干酪性肉芽肿，最终经过 MDT 讨论考虑为结节病。进一步完善全身评估：血常规血清钙、维生素 D_3、血碱性磷酸酶、血肌酐、血管紧张素转换酶检测均正常；眼底检查：未见异常。最终诊断为结节病（肺内、胸膜合并胸腔积液）。

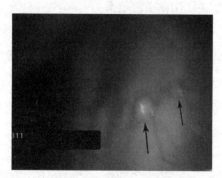

病例27图3　胸腔镜下见脏层及壁层胸膜多个白色结节

病例27表1　双侧胸腔积液检验及病理汇总

	性状	淋巴细胞(%)	CEA（ng/ml）	CA125（U/ml）	ADA（U/L）	脱落细胞	病理
左侧	黄色，清亮	/	1.64	3815.9	22	未见恶性证据	查见间皮细胞、小淋巴细胞、组织细胞、多核巨细胞，未见肿瘤细胞
右侧	黄色，微混	85	1.34	2721.9	23	未见恶性证据	查见小淋巴细胞，未查见恶性肿瘤细胞

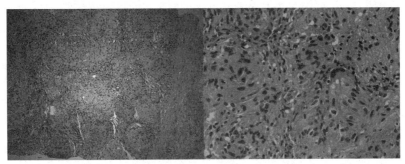

低倍　　　　　　　　　　　高倍（HE×100）

病例27图4　锁骨上淋巴结穿刺病理显示肉芽肿性病变

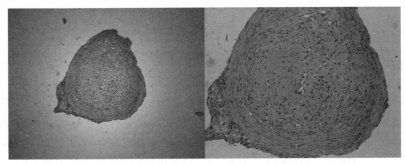

低倍　　　　　　　　　　　中倍（HE×20）

病例27图5　胸膜结节活检病理典型非干酪性肉芽肿性表现

遂于 2020 年 12 月 23 日给予甲泼尼龙针 1.0mg/（kg·d）（60mg）静脉滴注。治疗 1 周，患者咳嗽、胸闷、气促症状明显减轻，双侧胸腔积液量逐渐减少（病例 27 表 2），复查胸部 CT（病例 27 图 6）示双肺门及纵隔淋巴结缩小、双肺结节减少。序贯院外口服甲泼尼龙片 40mg/d ＋碳酸钙 D₃ 咀嚼片 600mg/d ＋奥美拉唑肠溶胶囊 40mg/d 口服治疗，患者无不适症状。

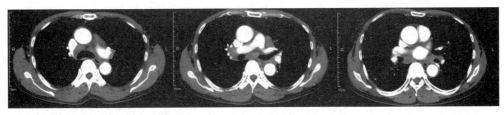

病例27图6　2020年12月30日胸部CT提示纵隔及双侧肺门肿大淋巴结较前明显缩小

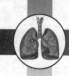
病例27表2　胸腔积液引流量变化（ml/d）

	D1	D2	D3	D4	D5	D6	D7
左侧	600	300	800	/	/	1000	410
右侧	/	/	/	680	280	220	170
	D8	D9	D10	D11	D12	D13	D14
左侧	100	100	35	70	80	40	/
右侧	0	0	48	160	50	/	/

　　患者出院后继续口服泼尼松，目前已减量至每日 10mg，主诉有下肢肌肉萎缩、咳嗽胸闷无再发，2021 年 4 月 13 日门诊复查胸部 CT 增强显示纵隔及肺门淋巴结进一步缩小（病例 27 图 7）。

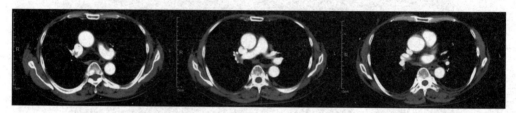

病例27图7　2021年4月13日胸部CT提示纵隔肿大淋巴结进一步缩小

三、病例讨论

　　结节病是一种多系统受累的肉芽肿性疾病，最常见的受累部位为肺，通常表现为双侧肺门及纵隔淋巴结肿大。结节病肺外表现最常见的部位包括：皮肤、眼、网状内皮系统、肌肉骨骼系统、外分泌腺、心脏、肾脏和中枢神经系统。本案例报道了一例非常罕见的结节病合并胸膜结节，并以双侧反复胸腔积液为主要表现。

　　一项单中心病历回顾研究提示男性结节病发病高峰年龄从 1950 年的 30 ～ 49 岁变为 2010 年的 40 ～ 59 岁。97% 的患者有胸内受累证据，但仅 43% 的患者有呼吸系统症状。常见的呼吸道主诉症状包括咳嗽、呼吸困难和胸痛，呼吸困难和咳嗽一般同时存在[1]。70 岁以上患者似乎更可能出现全身症状，如乏力和厌食[2]。

　　结节病是一种病因不明的多系统疾病，约 90% 的患者有肺部受累。虽然结节病可累及肺部任何区域，但多发于肺上区和支气管血管束。肺部受累常伴肺门和纵隔淋巴结肿大。典型结节病性肉芽肿表现为非坏死性，致密的中央区充满了巨噬细胞、上皮样细胞、多核巨细胞和 CD_4^+ T 淋巴细胞，其周围包绕着 CD_8^+ 和 CD_4^+ T 淋巴细胞、B 淋巴细胞、单核细胞、肥大细胞和成纤维细胞，更外围则包绕着透明胶原蛋白层[3]。结节病性肉芽肿的形成涉及免疫细胞（包括巨噬细胞、树突状细胞、辅助 T 淋巴细胞和调节性 T 细胞）及其介质间的复杂相互作用。

结节病肺外受累最常见的部位包括：皮肤、眼、网状内皮系统、肌肉骨骼系统、外分泌腺、心脏、肾脏和中枢神经系统（CNS）。皮肤受累见于 25% 左右的结节病患者[4]，并且常常是早期表现。眼部结节病会引起前、中及后葡萄膜炎，以及视网膜静脉周围炎[5]。在所有存在系统性结节病伴上呼吸道症状的患者中都应怀疑上呼吸道结节病。更少见心脏结节病可以是良性的、偶然发现的疾病，也可能导致猝死的、危及生命的疾病。结节病心脏受累的表现包括：心脏传导阻滞和心律失常（心脏传导系统受累所致）、心力衰竭、瓣膜功能障碍及心包疾病[6]。结节病致急性多关节炎通常引起踝关节对称受累，但也可以累及其他关节。其特征性表现为关节周围的软组织通常出现肿胀，从而引起关节周围炎而非真正的关节炎。Lofgren 综合征（LS）是结节性红斑（EN）合并肺门淋巴结肿大、游走性多关节痛及发热。其他还有无痛性唾液腺和腮腺肿胀在结节病患者中的发生率约为 5%。钙代谢相关的异常是结节病患者中最常见的肾脏和电解质异常。钙代谢紊乱可以引起肾钙沉着症和肾结石。结节病的其他相对常见的肾脏并发症包括间质性肾炎和膜性肾病。神经系统受累出现于约 5% 的结节病患者，神经系统症状可以是结节病的主诉症状。常见综合征包括：颅单神经病、神经内分泌功能障碍、局灶性或多灶性脑病、脊髓病、脑积水、无菌性脑膜炎和周围神经病。结节病内分泌系统的表现包括：下丘脑受累（上面提及的基底节肉芽肿性脑膜炎所致）和甲状腺浸润。结节病偶尔可发生于子宫、卵巢和睾丸[7]。临床可识别的结节病胃肠（GI）病变出现于不到 1% 的结节病患者。其受累区域包括食管、阑尾、结肠、直肠、肝、胰腺，罕见情况下还可出现小肠受累。

结节病患者因呼吸道症状通常会进行胸部 CT 检查。CT 常见的异常表现包括：肺门和纵隔淋巴结肿大；支气管血管束串珠样增厚或不规则增厚；沿支气管、血管及胸膜下区域分布的结节；支气管壁增厚磨玻璃样不透明影；肺实质肿块或结节性实变，偶伴有空洞；肺实质条索影；甚至囊腔或纤维化伴肺结构变形和牵引性支气管扩张[8-9]；然而如本文介绍的以胸腔积液为主要首发症状的结节病非常罕见。

四、病例点评

结节病作为一种病因尚未明确的系统性肉芽肿性疾病，不同结节病患者临床表现异质性较大，以肺内及胸内淋巴结最易受累，但也常有肺外脏器的累及，包括皮肤、眼部、肝、脾、淋巴结、涎腺、心脏、神经系统、骨骼和肌肉等。结节病Scadding 分期包括：0 期：双肺正常；Ⅰ期：双肺门淋巴结肿大；Ⅱ期：双肺门淋巴结肿大伴肺内浸润影；Ⅲ期：仅有肺内浸润影；Ⅳ期：肺纤维化。根据不同分期需要进行相应的鉴别诊断：①Ⅰ期、Ⅱ期结节病：需要与结核感染、淋巴增生性疾病、IgG4 相关性疾病、淋巴瘤等鉴别；②Ⅲ期结节病：需要与肺结核等鉴别；③Ⅳ期结节病：需要与多种病因所致的肺纤维化鉴别，比如职业性肺纤维化、特发性肺纤维化等；此患者以全身淋巴结肿大伴有多浆膜腔积液就诊，这个病例的诊断难点是胸腔积液、心包积液在结节病极其少见导致诊断过程比较曲折，该病例最需要鉴别的是淋巴瘤和淋巴结结核伴结核性胸膜炎，胸腔镜进行胸膜结节的活检明确病理是诊断这个疾病关键的措施，部分结节病患者在支气管黏膜上也会有结节样突起，对于纵隔淋巴结和肺门淋巴结肿大者进行 EBUS-TBNA 穿刺淋巴结活检明确病理也很重要，所以对怀疑结节病的患者积极进行内镜下的病理活检至关重要。

结节病大多数患者预后良好，部分呈现自限性病程，对于出现明显症状、肺内病灶进展、伴有肺外脏器受累的患者而言，目前国内外指南及专家共识主张采用系统性激素治疗，治疗周期长达 6～24 个月，并且需要制订随访方案，治疗好转后仍需每 3～6 个月门诊随访直至停药 3 年。该患者确诊为肺结节病后及时开展全身激素治疗，治疗效果非常敏感也证实了结节病的诊断，对于类似此例中出现心脏等重要脏器受累的患者，建议长期门诊随访。

（病例提供者：郭现玲　王晓斐）

（点评专家：周　敏）

参考文献

[1]Sharma OP.Fatigue and sarcoidosis[J].Eur Respir J，1999，13（4）：713–714.

[2]Chevalet P，Clément R，Rodat O，et al.Sarcoidosis diagnosed in elderly subjects：retrospective study of 30 cases[J].Chest，2004，126（5）：1423–1430.

[3]Rossi G，Cavazza A，Colby TV.Pathology of Sarcoidosis[J].Clin Rev Allergy Immunol，2015，49（1）：36–44.

[4]Roberts SD，Mirowski GW，Wilkes D，et al.Sarcoidosis.Part Ⅱ：extrapulmonary

and systemic manifestations[J].J Am Acad Dermatol，2004，51（4）：628–630.

[5]Jamilloux Y，Kodjikian L，Broussolle C，et al.Sarcoidosis and uveitis[J]. Autoimmun Rev，2014，13（8）：840–849.

[6]Kron J，Ellenbogen KA.Cardiac sarcoidosis : contemporary review[J].J Cardiovasc Electrophysiol，2015，26（1）：104–109.

[7]Massarweh NN，Bhalani VK，Shaw KK，et al.Testicular presentation of sarcoidosis and organ preservation : case report and review of management strategies[J]. Urology，2006，67（1）：200.

[8]Malaisamy S，Dalal B，Bimenyuy C，et al.The clinical and radiologic features of nodular pulmonary sarcoidosis[J].Lung，2009，187（1）：9–15.

[9]Ileo C，Epaud R，Mahloul M，et al.Sarcoidosis in children : HRCT findings and correlation with pulmonary function tests[J].Pediatr Pulmonol，2014，49（12）：1223.